# あなたも今すぐ便利で役立つ「ナーシングケアクラブ」に登録を!!

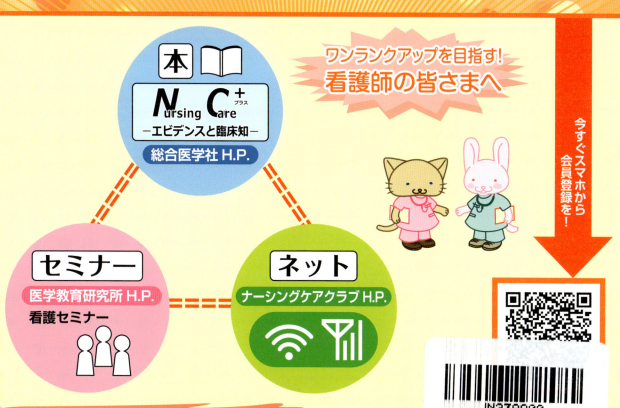

## 会員登録のしかた

・QRコードから,「ナーシングケアクラブ」に入って会員登録して下さい.(原則として医療従事者に限ります)

## 会員登録のメリット

・「ナーシングケア＋ —エビデンスと臨床知—」の掲載記事への質問ができます.(編集部で内容の確認をさせて頂きます.)
・「ナーシングケア＋ —エビデンスと臨床知—」の編集企画のリクエストができます.
・「ナーシングケアフォーラム」で読者同士の交流ができます.
・医学教育研究所のセミナーが,すべて500円引きで受講できます.
・看護セミナー開催など,便利で役立つ情報をいち早くお届けします.

# 輸液管理

## ― 輸液の「キホン」と「新しい管理の考え方」―

特集編集：**露木菜緒**

---

**ここを押さえて特集を読み解こう！**

● 輸液の概論

道又　元裕　325

---

## Ⅰ．輸液の基礎

● 輸液製剤の種類
～輸液製剤のキホンと投与時に知っておきたいこと～　畑貴美子，加藤建吾　332

● 酸塩基異常
～どの病棟でも起こる⁉　酸塩基平衡異常を見つけよう～　平敷　好史　346

● 周術期の輸液
～移り変わる輸液管理のトレンドに合わせて～　平井　亮　353

● 輸液指標としての検査データ
～明日から変わる輸液と検査データのミカタ～　下澤　洋平　361

● 高カロリー輸液の基礎知識
～成人患者における PN の基礎知識・文献レビュー～　後藤　順一　368

**コラム**　近年の輸液・シリンジポンプ
～安全性の向上と業務の効率化を図るポンプシステム～　露木　菜緒　376

---

## Ⅱ．重要疾患における輸液管理

● 脱　水
～知っているようで知らなかった‼　脱水の管理について学ぼう～　田村　典子　382

● 出　血
～「輸液・輸血後の観察，今のままで大丈夫⁉」輸液・輸血療法輸液反応性と合併症について～
阿部絵美，市川祥吾　389

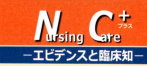

本文中に記載されたエビデンスレベルは，とくに断り書きがないかぎり下記の表に準じます．

| Level | |
|---|---|
| I | システマティックレビュー，メタアナリシス |
| II | 1つ以上のランダム化比較試験 |
| III | 非ランダム化比較試験 |
| IV | 分析疫学的研究（コホート研究や症例対照研究による） |
| V | 記述研究（症例報告やケース・シリーズによる） |
| VI | 患者データに基づかない，専門委員会や専門家個人の意見 |

- **心不全**
  〜心不全の病態を考えながら輸液管理を行おう〜　　　　大久保美香　397
- **敗血症**
  〜何をどれだけ，どのくらい？　その判断が難しい〜　　柴　優子　404

  **コラム**　輸液載せ替えシステム M-SHIFT トロリー
  〜複数の輸液ポンプを簡単に移し替えられるシステム〜　　露木　菜緒　412

## III. 知っておきたい抗菌薬の知識

- **抗菌薬の基礎知識**
  〜なぜ抗菌薬が必要か，どの抗菌薬を使うのかを理解するために〜　　田村　勝彦　418
- **抗菌薬の使い分け**
  〜○○菌が起こす○○という感染症だから，この抗菌薬を使う〜　　西　圭史　423

## IV. 患者観察の必須知識とインシデント事例

- **輸液中の患者観察**
  〜あなたの目配りが頼みの綱〜　　　　　　　　　　　　里井　陽介　432
- **インシデント事例1**
  〜輸液管理は観察に始まり観察に終わる!?〜　　　　　大沢　隆　439
- **インシデント事例2**
  〜安全のためのダブルチェックについて考えよう〜　　　原　慎一　447

**索　引**　　　　　　　　　　　　　　　　　　　　　　　　　　　454

※本誌に掲載されている会社名・商品名は，各社の商標または登録商標です．
※本文中に掲載した基準値は，それぞれの執筆者の判断で記載された数値です．各検査の基準値は，測定法や測定機関によって異なりますので，ご所属の施設・機関で定義されている数値をお確かめください．

**好評発売中**

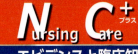

Nursing Care+
―エビデンスと臨床知―
Vol.2 No.2 2019

# 痛みのマネジメント
―患者の痛みを正しく把握しケアにつなげるための知識―

特集編集　清水孝宏

B5判／4色刷　130頁
定価（本体3,400円＋税）

多くの患者が抱えている痛みの訴えを正しく評価・把握するのは看護師の大きな役目の一つです。したがって看護師には痛みについての正しい知識、治療やケアに対する深い理解が求められます。本特集は、痛みとは何か、ガイドラインではどのように対応を求められるかといった基本を押さえた上で、部位別・種類別に管理法や対症療法について解説します。

## 主要目次

ここを押さえて特集を読み解こう！
痛みとは──概論

### Ⅰ．総論
- J-PAD ガイドラインと PADIS ガイドライン
  〜非薬理ケアのターゲットとなる痛みとは何かを考える〜
- トータルペインとは？
  〜患者の苦痛を看る視点を広げよう，
  スピリチュアルペインって？〜

### Ⅱ．部位別・種類別，痛みのマネジメント
- 頭痛
  〜「危険な頭痛を見逃さず」かつ
  「苦痛緩和をめざした」関わり〜
- 胸痛
  〜4キラーディジーズを見逃すな！〜
- 腹痛
  〜"お腹が痛い"といわれたときに，
  どうアセスメントするか？〜
- 創痛（術後痛）
  〜創痛（術後痛）への関わりは
  術前からすでに始まっている⁉〜
- がん性痛（がん性疼痛）
  〜がん患者の痛みに寄り添える看護師をめざして〜

### Ⅲ．痛みの評価と対症療法
- 痛みを測るスケール，スクリーニング
  〜適切な対応につなげる，測ろうはじめの一歩〜
- 痛みに対する薬物療法
  （各種鎮痛薬の作用・副作用など）
  〜オピオイド？　エヌセイズ？　どう違う　どう使う〜
- 痛みに対する非薬物療法
  〜痛みの閾値を上げるための介入〜
- 神経ブロックによる痛みのコントロール
  〜困ったときの神経ブロック〜

### Ⅳ．患者へのアプローチとピットフォール
- 痛みに対するチームアプローチ
  （多職種によるアプローチ）
  〜チーム医療の質を高める看護のカギ〜
- 痛みのマネジメントにおけるピットフォール
  （誤った鎮痛，誤解をまねいている痛みの管理）
  〜看護師が痛い目に合わない痛みの管理を考える〜
- 痛みをもつ患者の日常生活援助
  〜術前オリエンテーションで痛みを予防できる⁉〜

**総合医学社**
〒101-0061　東京都千代田区神田三崎町1-1-4
TEL 03(3219)2920　FAX 03(3219)0410　http://www.sogo-igaku.co.jp

# 輸液管理
―輸液の「キホン」と「新しい管理の考え方」―

**ここを押さえて特集を読み解こう！**

## 輸液の概論

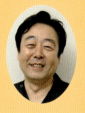

国際医療福祉大学成田病院
準備事務局（看護部長）
道又 元裕
みちまた ゆきひろ

## 輸液療法のはじまり

- 輸液につながる端緒は，17世紀（1628年）に遡ります．当時，解剖学専門の医師だったハーヴェイ（William Harvey）が，「血液は心臓から出て，動脈経由で身体の各部を経て，静脈経由で再び心臓へ戻る」という今では当たり前ですが，当時は画期的だった『血液循環の原理』を発見しました．その後，1658年になって，レン（Sir Christopher Wren）がガチョウの羽軸とブタの膀胱を用いてイヌの静脈内に溶液を投与しました．これがいわゆる"輸液"の始まりです．やがて時代は下り，19世紀以降の電解質輸液（晶質液：crystalloid solution）の歴史へとつながっていきます．

## 電解質輸液療法の時代

- 電解質輸液を初めに行ったとされるのは，イギリスのラタ（Thomas Aitchison Latta）です．1832年，彼はコレラ患者の治療に，塩化ナトリウム0.5％と炭酸水素ナトリウム0.2％を含む製剤を投与しました．その後，時は経て半世紀後の1883年には，内科医のリンガー（Sydney Ringer）が，いわゆる"リンゲル液"（塩化ナトリウムのほかにカルシウムやカリウムを配合）を考案します．
- 1920年代になると，輸液療法に注目が集まる出来事が起こりました．マリオット（Williams McKim Marriott）らが下痢症の子どもに輸液製剤を投与したところ，それまで多くの子どもが不幸な転帰をたどっていた状況を打破し，死亡率を劇的に低下（90％から10％）させることができたのです．

**著者プロフィール**（道又元裕）
1986年〜 東京女子医科大学病院ICU，2000〜8年 日本看護協会看護研修学校 救急・集中ケア学科主任教員，副校長，校長，2008年〜 杏林大学医学部付属病院 クリティカルケア部門統括マネジャー 集中ケア認定看護師教育課程主任教員，2009年 看護副部長，2010年 看護部長，2019年4月より，国際医療福祉大学成田病院 準備事務局

● そして1932年には，アメリカの小児科医ハルトマン（Alexis Frank Hartmann）によってリンゲル液に乳酸を加えたハルトマン液（乳酸リンゲル液；ラクテック®など）が開発され，広く普及しました．その功績は，第二次世界大戦中にも及びます．当時の野戦病院では輸血製剤が十分には確保できなかったこともあり，大量失血時の際の体液補給やアシドーシスを補正するなどを目的とした輸液剤として，必要不可欠なものとなったようです．ハルトマン液は，今でも手術などの侵襲を受けた際の初期の輸液として広く使われています．

## 等張電解質輸液（細胞外液補充液）の変革

● 斯くして時代は変遷し，患者の状態に相応する輸液も少しずつ改良・変化しています．等張電解質輸液（細胞外液補充液）を例に挙げると，急性期の複合電解質輸液の中で不可欠とされていますが，基礎的輸液製剤として，生理食塩水，乳酸リンゲル液に酢酸リンゲル液，重炭酸リンゲル液が加わり，選択肢が拡大するようになりました 図1．

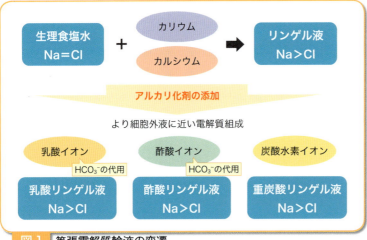

図1 等張電解質輸液の変遷

● このように，等張電解質輸液の種類が続々と増えてきたのは，患者の酸塩基・代謝状態に応じた輸液療法をするのに応えた研究開発が進んだ結果といえるでしょう．

● たとえば，もしも0.9％生理食塩水やリンゲル液だけしかなかったなら，クロール（Cl）が多くなる分，相対的に$HCO_3^-$（重炭酸イオン：bicarbonate）が不足して希釈性アシドーシス（高クロール性代謝性アシドーシス）になってしまいます．そこで，乳酸を添加した輸液製剤（ラクテック®，ソルラクト®など）が開発されました．乳酸は，肝臓で代謝されますが，その際ピルビン酸を介して一部の$H^+$が消費された結果として$HCO_3^-$（アルカリ性）を産生します．つまり，代謝生理的に体内の酸性化を防ぐことが

できると期待されるのです.

- しかし, 肝代謝[1]が不良の場合には, 乳酸を添加した製剤はかえって不利になることが懸念されます. そこで, 筋肉でも代謝される酢酸を添加したヴィーン®F などが開発されました. (ちなみに, ヴィーン®F に少し糖質を加えたのがヴィーン®D です.)

- それでもなお肝臓の代謝能の容量を超える量を投与した場合や, 肝機能が低下している場合, 身体が低酸素 (嫌気性代謝) の場合には, 乳酸と酢酸も血中に増えてしまい, 乳酸アシドーシスをひき起こすおそれがあります. では, それに対応するためには, どうしたらよいでしょう? $HCO_3{}^-$ を添加したなら, 乳酸アシドーシスを予防できることが期待できそうですね. しかし, これには製品化が難しいという課題がありました. $HCO_3{}^-$ は炭酸物質であり, いわゆる"炭酸ガス"です. つまり単純に添加しただけでは容器から失われるという構造上の課題がありました. それに加えて, 従来の等張電解質輸液 (補充輸液) より結果的に高価となってしまうことも課題でした. その後, 価格的にはやはりやや高いですが, この課題をクリアした製剤が誕生しました. それが, ビカーボン®, ビカネイト® です.

[1] 肝代謝には十分な乳酸脱水素酵素 (LDH) が必要で, LDH は肝臓に多く分布する.

## わが国独自の呼称をもった低張電解質輸液

- さて, ここで時代を再び少しだけ遡ります. 1960 年代に入ると, わが国では日本独自の輸液製剤の開発が行われ, 独自の輸液分類と呼称をもった製剤が誕生しました 表1. それが, 複合電解質輸液の中の低張電解質輸液である 1 号液 (開始液), 2 号液 (脱水補給液), 3 号液 (維持液), 4 号液 (術後回復液) というものです. ちなみに, 細胞外液を補充する基礎的輸液製剤は, 「0 (ゼロ) 号輸液」ということになります. 輸液療法は, これらを基盤

### 表1 複合 (等張・低張電解質) 輸液の歴史

| 1832 年 ラタ | 塩化ナトリウム 0.5%, 炭酸水素ナトリウム 0.2% を含む製剤 (コレラの流行) |
|---|---|
| 1883 年 リンガー | 塩化ナトリウムのほかにカルシウムやカリウムを配合したリンゲル液の開発 |
| 1932 年 ハルトマン | 乳酸ナトリウムを用いた乳酸リンゲル液の開発 |
| 1941 年 | 太平洋戦争: アルブミン大量投与による蘇生 |
| 1960 年代 日本 | 低張電解質 ●1 号液 (開始液) <br> ●2 号液 (脱水補給液) <br> ●3 号液 (維持液) <br> ●4 号液 (術後回復液) <br> 塩化ナトリウムとブドウ糖の配合割合を変えることにより, 塩化ナトリウムの割合が多い 1 号液は電解質の補給効果が大きく, 逆にブドウ糖の割合が多くなるにつれて, 水分補給効果が大きくなる |

→ 代用血漿製剤の開発, 蘇生輸液への発展

に代用血漿製剤の開発，蘇生輸液へと発展してゆきます．

## 代用血漿製剤

● 代用血漿製剤については，それまでは通常体重 1 kg あたり 10
〜 20 mL 程度が投与量の上限でしたが，2013 年に「循環血液
量の維持」適応の高用量投与可能な第 3 世代の HES（ヒドロキ
シエチルスターチ）が開発されました（6 ％ボルベン® 輸液：投
与量上限：1 日 50 mL/kg）．しかし，既存の HES 製剤と同様，うっ
血性心不全や乏尿などをともなう腎障害などの患者には投与禁忌
で，重大な副作用として，ショック，アナフィラキシーの報告が
あります．また，敗血症患者には懐疑的報告もありますが，周術
期の循環血液量減少時に効率的で安全使用できる輸液製剤として
期待されます．アルブミンよりも分子量が大きく，手術局所とそ
の辺縁部の浮腫は防ぐことはできないものの，血管透過性の程度
によっては全身の浮腫を少なくすることができる可能性がありま
す．今後，臨床でそのような結果が得られれば，それによって手
術中の輸液療法の考え方，方法も変化してくると思います．

## アルブミン製剤の使用

● 血漿分画製剤であるアルブミン製剤使用の歴史は，1941 年，米
国で始まります．この頃，ハーバード大学（ボストン）において
生化学者のコーン（Edwin Joseph Cohn）らのグループが血漿蛋
白分画の研究を進めており，この年に人の血漿からアルブミンを
分離精製することに成功．多発外傷患者の静脈内にアルブミン製
剤が投与され，低血圧から回復したということです．そして，同
年 12 月に始まった太平洋戦争では，重症熱傷患者などにアルブ
ミンの投与が行われるなどして，その使用が広まりました．
● それから約 80 年近く経った現在，侵襲を受けた急性期にある患
者へのアルブミン投与の是々非々が，患者の予後との関係におい
て議論され続け，いまだ決着はついていません．

## 変わりつつある輸液管理の考え方

● これまでの輸液管理方法の考え方は，1960 年代にシャイアズ
（George Thomas Shires）らの提唱したいわゆる“サードスペース”
の概念からの実践でした．それは，心機能や腎機能に問題がなけ
れば，言わば“liberal fluid strategy”（多量の晶質液投与の実施）
であり，言い過ぎかもしれませんが“非制限的輸液戦略”です．
つまり，組織侵襲が加わると f-ECF（機能的細胞外液）がサード
スペースへ漏出し，f-ECF が減少するので，漏出する f-ECF の補
充をするという考えのもとに，晶質液を大量に投与してきました．
その結果，必然的に浮腫（nf-ECF：非機能的細胞外液）が形成

されますが，それは不可避であり，呼吸不全をきたさないかぎり晶質液の過剰投与を許容するというスタンスが優勢だったろうと思います 図2 .

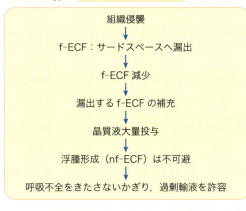

図2 これまでの輸液管理方法の考え方

- しかし，この細胞外液による補充液療法は，過去何十年にもわたり，侵襲の種類や程度に関係なく実施されてきましたが，そもそも出血性ショックや敗血症性ショック，重症熱傷例をモデルとしたものであり，通常の侵襲度の低い手術患者では機能的細胞外液の非機能化は少ないことが示されてきています．また，水分・Naの貯留原因は，ストレスホルモン，ケミカルメディエータ，炎症性サイトカインの影響はあるものの，むしろ等張Na液の大量投与による影響が大きいことも示唆されています．
- したがって，手術中の輸液療法においては，手術侵襲の程度に相応して，血管内，血管外いずれのコンパートメントに輸液を分布させるべきかを考慮し，投与する輸液の種類を選択するという考えが提唱されてきています．たとえば，侵襲性の低い手術侵襲時には，血管透過性の亢進は著しく少ないか，あるいは生じないので，循環血液増量液と間質の補充液とを区別して使用したほうがよいとされています．
- このような知見をもとに，これからの輸液療法，輸液管理法は，重度の侵襲を受けた著しくクリティカルな疾病，病態を除き，たとえば手術患者などでは，侵襲の程度によってどちらかというと過剰な晶質液投与を制限し，必要可能ならば膠質液を投与する"制限的輸液戦略"（restrictive fluid strategy），"目標指向型輸液療法"（goal-directed fluid therapy）による輸液の最適化（fluid optimization）を図ることが期待されています 図3 .

> **隔離された領域としてのサードスペースは存在せず**
>
> どちらかというと……
> - 過剰な晶質液投与を制限
> - 必要ならば膠質液を投与
>
> **新たな輸液管理法へ変化**
>
> - ✓ 制限的輸液戦略（restrictive fluid strategy）
> - ✓ 輸液最適化（fluid optimization）
> - ✓ 目標指向型輸液療法（goal-directed fluid therapy）

**図3** これからの輸液管理方法の考え方

## 隔離された領域としてのいわゆる"サードスペース"は存在せず

- これまで，投与した晶質液は Frank-Starling の法則に従い体液移動が生じ，それは血管内外に一定の分画で分布するといういわゆるコンパートメントモデルによる体液分布・移動の考え方が支配してきました．また，サードスペースという解剖学的には存在しない，言わば架空の空間を設定することで，ここに集まった体液を浮腫液として説明づけてきました．しかし，このサードスペースとよばれてきた浮腫液貯留の空間は，近年では非機能的細胞外液の一部と考えられるようになりました．

- さらに，血管内皮の細胞間隙には，グリコカリックスという糖蛋白などによって構成されたきわめて薄い層が見いだされました．これまでに，①血管バリア機能の調節，②循環血液量の調節，③血管内での円滑な血球細胞の移動，④NO を介した血管平滑筋の調節機能，⑤血管内皮細胞の保護，⑥炎症反応および凝固能の調節，などの役割が解明されつつあるようです．輸液との関連でいえば，血液中の液体成分が血管外に過剰に漏出するのを防ぐと同時に，血液が円滑に流れるようにサポートしているうえで重要です．このグリコカリックスの発見によって，Frank-Starling モデル，コンパートメントモデルの考えを新たにする必要が出てきました．

## まとめ

- 輸液療法は，個人のアートから，薬剤と同様に科学的根拠に基づいた質的・量的に選択・適応を考える時代に入ってきました．過剰な輸液を行っても期待される成果はなく，むしろ合併症を増加させるだけであるということがわかってきました．変わりゆく，輸液療法について，基本をおさえながら新たな知見を学んでいきましょう．

# I. 輸液の基礎

○ **輸液製剤の種類**
〜輸液製剤のキホンと投与時に知っておきたいこと〜　　　332

○ **酸塩基異常**
〜どの病棟でも起こる !?　酸塩基平衡異常を見つけよう〜　　　346

○ **周術期の輸液**
〜移り変わる輸液管理のトレンドに合わせて〜　　　353

○ **輸液指標としての検査データ**
〜明日から変わる輸液と検査データのミカタ〜　　　361

○ **高カロリー輸液の基礎知識**
〜成人患者における PN の基礎知識・文献レビュー〜　　　368

I. 輸液の基礎

# 輸液製剤の種類
~輸液製剤のキホンと投与時に知っておきたいこと~

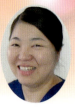

横須賀市立うわまち病院
（集中ケア認定看護師）　畑 貴美子（写真）

横須賀市立うわまち病院
ICU（看護師）　加藤 建吾

## エビデンス＆臨床知

### エビデンス
- ☑ グリコカリックスが血管内浸透圧を調整し，血管内外への体液の移動に関係している．
- ☑ HES製剤使用時は，全身状態に加えて尿量や腎機能を観察する必要がある．
- ☑ 輸液量の適切性を評価するためには，多角的な情報収集とアセスメントが必要である．

### 臨床知
- ☑ 急変時には落ち着いて対応し，維持液のままになっていないか確認する．

## 輸液製剤とは

- 輸液製剤とは，「静脈内などを経て体内に投与することによって治療効果を上げることを目的とした容量50mL以上の注射剤のことをいい，水・電解質異常の是正・維持または，経口摂取が不能あるいは不良なときのエネルギー代謝，蛋白代謝の維持を目的とした製剤」と定義しています（輸液製剤協議会[1]）．
- 輸液製剤は，大きく分類すると晶質液と膠質液に分類されます．晶質液は，糖や電解質を含んだ輸液であり，生理食塩水，リンゲル液，1号液，3号液，5％ブドウ糖液などが晶質液に分類されます．また，晶質液に含まれる分子は，小さい成分で構成されています 図1 図2 ．
- 一方，膠質液は，アルブミン製剤や人工膠質液など分子量が大きい成分で構成されているものであり，膠質浸透圧をもっている輸液が分類されます（図2）．
- 輸液製剤を理解するには，投与される輸液製剤が体液のどこに分布していくかを理解していることが重要です．そのためには，まず体液の分布と水分の移動について理解を深めていきます．

[1] 輸液製剤協議会「輸液（点滴）について」
https://www.yueki.com/intravenous_definitions/index.html（2019.9 参照）

### 筆頭著者プロフィール（畑貴美子）

1999年 看護師国家試験合格．外科・脳外科病棟・産婦人科病棟勤務を経て，2007年より横須賀市立うわまち病院ICU勤務
2010年 集中ケア認定看護師取得．2017年 特定行為研修修了（21区分38行為）
患者さんの「その人らしさ」「能力」を最大限に引き出せるように日々関わっています．
特定行為研修を修了後，careとcureの視点で患者，家族のために，看護師，医療者たちをつなげることをモットーに院内で活動しています．

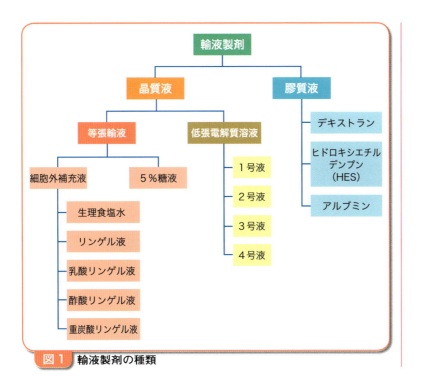

図1 輸液製剤の種類

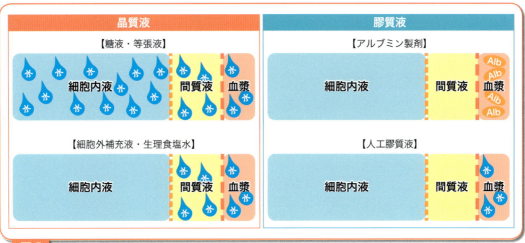

図2 晶質液と膠質液の分布

## 体液分布

- 成人は，体重の60％が水分であるといわれています．そのうち細胞内に40％，細胞外である間質に15％，血管内に5％分布しています．その区画は，細胞膜や毛細血管膜で区切られています．つまり体液の分布として，8：3：1の比率で分布するようになっています．この公式は，輸液がどのように分布していくか理解するために重要です 図3 ．

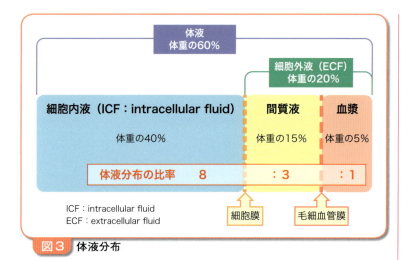

図3 体液分布

【細胞内と細胞外（間質・血管内）への体液分布と水移動】
先に述べたとおり体内の水分は，細胞内，細胞外，血管内の3つにバランスよく分布しています．これらの間には細胞膜と血管壁という水分が簡単には移動できないようなシステム（膜）をもっています．このシステム（膜）を半透膜といい，分子の大きいもの（蛋白質）は通さずに，水分や電解質などの分子の小さいものだけを通過させます．この水分や電解質などの分子の小さいものだけが移動する際に発生するのが浸透圧となります 図4 ．この浸透圧にはいくつかの種類があり，静水圧や膠質浸透圧，晶質浸透圧などが存在します．

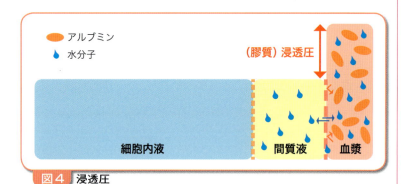

図4 浸透圧

● 血漿と間質の毛細血管膜の間を水や電解質が移動するために必要な圧は，静水圧と膠質浸透圧です．間質と血管内の静水圧の差により，水の移動が起こります．血管内の静水圧が高いと間質に水が移動します．また血管内のアルブミンなどの蛋白の濃度差から，間質から血管内へ水が移動してきます．これを膠質浸透圧とよびます．膠質浸透圧は実際に測定することは困難であり，1.3 mOsm/kgH$_2$O 程度といわれています．静水圧と膠質浸透圧がバランスよく保たれて（Starlingの法則），血管内と間質の水の移動は，ほぼ等しく保たれています．

【Starlingの法則】 図5

血管内-間質移動＝LpS×（Δ静水圧－Δ膠質浸透圧）
　　　　　　　　＝LpS×[（Pcap－Pif）－s×（Πcap－Πif）]

Lp：毛細血管壁単位面積あたりの透過性係数
S：血管壁の面積
Pcap：毛細血管内の静水圧
Pif：間質の静水圧
s：反発係数
Πcap：毛細血管内の膠質浸透圧
Πif：間質の膠質浸透圧

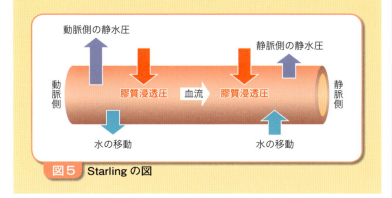

図5　Starlingの図

- 続いて細胞内と細胞外（間質）の水の移動について説明します 図6 ．血漿中に含まれる電解質などの溶質の総数によって生じる圧を晶質浸透圧（血漿浸透圧）といいます．おもな溶質は $Na^+$ と $K^+$ とBUN（尿素窒素）と糖によって生じる浸透圧です．これらは体液中に多く含まれて，毛細血管膜の間を行き来することができる小さな分子です．
- 正常値は 280 mOsm/kgH₂O です．膠質浸透圧は，晶質浸透圧の1/200程度ということがわかります．

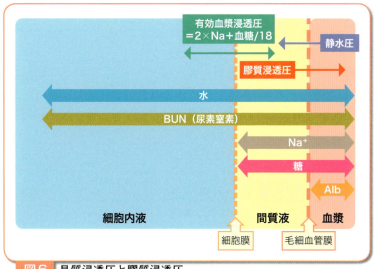

図6　晶質浸透圧と膠質浸透圧

> 晶質浸透圧＝2×Na＋血糖/18＋BUN/2.8

- しかし，細胞内と細胞外の水の移動に影響をする浸透圧は，晶質浸透圧ではありません．細胞膜を通ることができる分子は，水とBUNです．細胞膜を水が行き来するために必要な圧は有効血漿浸透圧（張度）です．晶質浸透圧に影響を及ぼしていたBUNは細胞膜を通過し，細胞内と細胞外を行き来することができます．そのため先ほどの晶質浸透圧の式に含まれていたBUNを除いた式が細胞内と細胞外を水が行き来するための有効血漿浸透圧（張度）となります．

> 有効血漿浸透圧（張度）＝2×Na＋血糖/18

で求められます．
- 生理学的な部分が多く難しい言葉が並びましたが，これらの圧は以下のように説明できます．

> 静水圧：水分内で生じる圧力であり，血管内静水圧と間質内静水圧により間質と血管内の水移動が保たれています
> 膠質浸透圧：間質と血管の間で生じ，アルブミン濃度が高ければ血管内に水を保とうとし，低ければ血管内から間質への水移動が生じます
> 晶質浸透圧：血漿中の電解質量によって生じる圧です
> 有効血漿浸透圧（張度）：細胞内と細胞外での電解質量で生じる圧で，細胞内外の水分移動に影響する圧です

- これらの圧とともにStarlingの法則・後述するグリコカリックスといった用語が輸液製剤を理解するうえで必要になってきます．

## 等張液，低張液，高張液

- 等張液とは，血漿の浸透圧と同等の浸透圧の溶液です．「有効血漿浸透圧」のことを「張度」ともいいます．そのため張度が「等しい」「低い」「高い」によって分類されます．
- 等張液の輸液製剤は，5％糖液や0.9％生理食塩水，リンゲル液です．血漿の浸透圧は285 mOsm/Lで，投与後に細胞内外の水の移動がありません．
- 低張液とは，血漿の浸透圧より浸透圧が低い溶液です．輸液製剤では注射用蒸留水が低張液です．浸透圧差により細胞内へ水が移動するため，過剰輸液をすると細胞である赤血球は水を吸収して細胞膜が破れて壊れて溶血を起こしてしまいます．
- 高張液とは，細胞内液より浸透圧が高い溶液です．輸液製剤では血漿の浸透圧より高い3％食塩水，10％食塩水，20％ブドウ糖液，10％アミノ酸液が該当します．

> **【低張電解質輸液＝等張液】**
> 低張電解質輸液とは，維持液といわれる1〜4号液のことです．
> 低張電解質輸液は低張液とは異なります．低張電解質輸液の浸透圧は，血漿の浸透圧と同じであり等張液です．塩化ナトリウム（NaCl）の濃度が血漿より低いため，低張電解質輸液といわれています．

## 各輸液製剤の特徴

● 前項で述べたように，輸液製剤にはさまざまな種類が存在します．各輸液製剤の成分表 表1 と体液の組成表を確認しつつ，輸液管理を行ううえでの注意点を確認していきます．

### ▎晶質液

#### 1．0.9%生理食塩水

● NaClが含まれ，体液と同じ浸透圧の輸液製剤（等張液）です．$Na^+$ と $Cl^-$ が1L中に154 mEq含まれています．血中 $Na^+$ 濃度は140 mEq，血中 $Cl^-$ 濃度は103 mEqと血中濃度より濃いです．浸透圧は，308 mOsm/Lですが，体内に入ると実際の浸透圧は286 mEq/Lとなり，血管内の浸透圧と同等になります．

● 大量輸液を行うと，高ナトリウム血症やSID（強イオン較差strong ion difference）により高クロール性アシドーシスになるリスクがあります．血管内に投与された場合は，浸透圧が同じため，細胞内への水分のシフトはなく，細胞外（間質と血管内）に分布します．間質液と血漿の体液分布は3：1なので，投与量の1/4が血管内に分布します 図7 ．ショックの時に血管内にとど

**表1** 成分表

| | サンプル例 | Na (mEq/L) | K (mEq/L) | Cl (mEq/L) | Ca (mEq/L) | pH | 浸透圧比 (生理食塩水1) |
|---|---|---|---|---|---|---|---|
| リンゲル液 | リンゲル液「オーツカ」 | 147 | 4 | 155.5 | 4.5 | 5-7.5 | 1 |
| 乳酸リンゲル液 | ラクテック® | 130 | 4 | 109 | 3 | 6-7.5 | 0.9 |
| 酢酸リンゲル液 | ソルアセト®F | 131 | 4 | 109 | 3 | 6.5-7.5 | 0.9 |
| 重炭酸リンゲル液 | ビカネイト® | 130 | 4 | 109 | 3 | 6.8-7.8 | 0.9 |
| 糖入細胞外液 | ラクテック®G | 130 | 4 | 109 | 3 | 6-8.5 | 2 |
| 1号液 | ソルデム®1輸液 | 90 | — | 70 | — | 4.5-7 | 1 |
| 2号液 | ソルデム®2輸液 | 77.5 | 30 | 59 | — | 4.5-7 | 1 |
| 3号液 | ソルデム®3輸液 | 50 | 20 | 50 | — | 4.5-7 | 0.9 |
| 4号液 | ソルデム®6輸液 | 30 | — | 20 | — | 4.5-7 | 0.9 |
| ブドウ糖液 | 大塚糖液5% | — | — | — | — | 3.5-6.5 | 約1 |
| 生理食塩水 | 大塚生食注 | 154 | — | 154 | — | 4.5-8 | 1 |

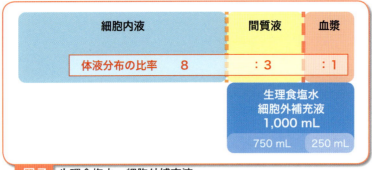

図7 生理食塩水，細胞外補充液

まりやすいため，選択されやすい輸液製剤です．しかし，大量輸液を行うと，上記のとおりに高ナトリウム血症やアシドーシスを助長するので，注意が必要です．
- SID（strong ion difference）とは，陽イオンと陰イオンの差であり，以下の公式で表されます．

$$SID（強イオン較差）=(Na^+ + K^+ + Ca^{2+} + Mg^{2+})-(Cl^- + Lactate^-)$$

- たとえば，生理食塩水の大量輸液により $Cl^-$ が増加した場合，SID がマイナスに傾き，バランスを保とうとします．その反応として血漿中の陽イオンである $H^+$ が増加し，アシドーシスになってしまいます．

### 2．細胞外液補充液

- 細胞外液補充液は，添加物により4種類あります．体内に投与されたときの分布は，生理食塩水と同様にすべて同じように細胞外（間質と血管内）に分布します 図7 ．
- しかし張度は，生理食塩水を1.0とした場合，0.9とやや低張となるため細胞内への水の移動が起こります．

#### 1）リンゲル液：リンゲル液「オーツカ」，リンゲル液「フソー」

- NaCl で調整された生理食塩水に $Ca^{2+}$ や $K^+$ が含まれている輸液製剤です．$Ca^{2+}$ と $K^+$ イオンが加わったことで，$Na^+$ 濃度は147 mEq/L に下がっています．またマイナスイオンの補充はないため，$Cl^-$ は約155 mEq/L と血漿と比べて高い状態のままです．生理食塩水に比べると血漿に近い組成にはなっています．
- 細胞外液補充液を投与時，体内でpHのバランスを一定に保つためには，緩衝剤が必要です．リンゲル液に緩衝剤を添加したものが一般的に使用されており，緩衝剤の種類によって以下の乳酸リンゲル液，酢酸リンゲル液，重炭酸リンゲル液があります．緩衝剤なしのリンゲル液については，投与後にpHを崩してしまうおそれがあるため，臨床使用は少ないです．

#### 2）乳酸リンゲル液：ラクテック®，ハルトマン液，ラクトリンゲル，ソルラクト®

- 乳酸リンゲル液は，pH のバランスを保つためにリンゲル液に緩

衝剤として乳酸ナトリウムが添加されたものです．乳酸はおもに肝臓で代謝されて $HCO_3^-$ に分解されます．肝不全や乳酸アシドーシス，先天性の乳酸代謝異常があると乳酸が分解されずに蓄積されて，アシドーシスを助長することがあります．また乳酸が加わり，$Na^+$ が 130 mEq/L と生体内よりやや低いです．そのため，ショックのときに大量輸液を行った場合などは，希釈されて低ナトリウム血症になってしまうことがあります．

### 3）酢酸リンゲル液：ヴィーン®F，ソリューゲン®F，ソルラクト®F

● 酢酸リンゲル液は，リンゲル液に緩衝剤として酢酸が添加されています．酢酸は，肝臓だけでなく，腎臓，筋肉で代謝されて $HCO_3^-$ に代謝されます．そのため酢酸は乳酸よりも早く $HCO_3^-$ に代謝されます．臨床では，乳酸リンゲル液と酢酸リンゲル液のどちらを選択するかに悩む場面は少なく，院内でどちらかの製剤が採用されているというように見受けられます．

### 4）重炭酸リンゲル液：ビカネイト®，ビカーボン®

● 重炭酸リンゲル液は，これまで困難だった重炭酸（$HCO_3^-$）を緩衝剤として添加しています．そのため体内で代謝される必要もなく，薬剤性に代謝性アシドーシスになることもありません．$Mg^{2+}$ も少量含まれており，マグネシウムの低下による不整脈も防ぎます．薬価は，酢酸リンゲル液 500 mL 約 140 円に対して，重炭酸リンゲル液約 205 円と少し割高になります．

### 5）糖入り細胞外液補充液：ラクテック®G，ラクテック®D，ポタコール®R，ソリューゲン®G，ヴィーン®D，フィジオ®140

● 乳酸リンゲル液や酢酸リンゲル液に，ブドウ糖やマルトースなどのその他の糖を加えた製剤があります．それらは，糖が加わったことにより投与エネルギー量が加わります．しかし急速投与すると高血糖になるおそれもあるため，ショックなどの急速輸液には使用しないようにします．

## 3．5%ブドウ糖液

● ブドウ糖液は，細胞内，間質，血管内のすべてに分布します．細胞内，細胞外を行き来するため自由水となります．細胞内液：間質液：血管内の分布は 8：3：1 でした．すべての区画に分布するため，血管内に残るのは 1/12 のみになります．ショックや循環血液量を増やしたいときには不向きな輸液製剤です．高ナトリウム血症の治療として全区画に投与して Na 濃度を下げたいときに使用されることや，心不全で循環血液量を増やしたくないときに選択されることがあります 図8 ．

## 4．低張性電解質輸液製剤

● 電解質輸液は，生理食塩水と 5%ブドウ糖液を混和した輸液製剤です．その配合バランスにより，1〜4 号液まであります．体液への分布も，生理食塩水と 5%ブドウ糖液の配分により異なりま

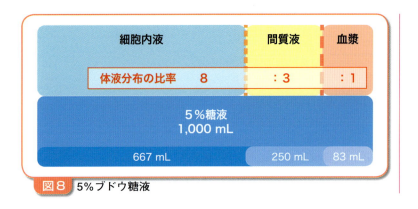

図8 5％ブドウ糖液

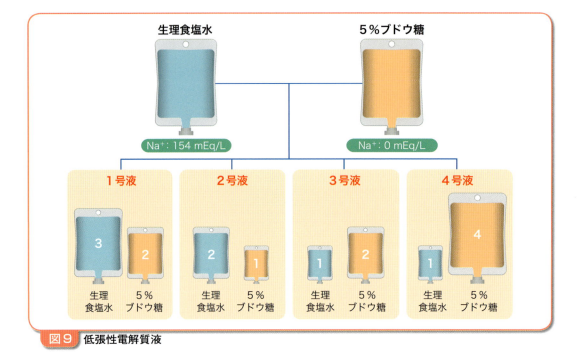

図9 低張性電解質液

す 図9 .

1) 1号液：ソリタ®T1，ソルデム®1

● カリウム，マグネシウム，リンを含まない輸液製剤のため，病態が不明でカリウムを投与してもよいかわからないときなどに投与できるため，開始液といわれています．

● 生理食塩水と5％ブドウ糖液が約3：2で配合されており，1,000 mL投与した場合，血管内に約183 mL，間質に550 mL，細胞内に267 mL配分されます 図10 ．

2) 2号液：ソリタ®T2，ソルデム®2，KN2号

● 生理食塩水と5％ブドウ糖液が約2：1で配合されています．1,000 mL投与した場合，血管内に194 mL，間質に584 mL，細胞内に220 mL分布します．脱水補給液といわれ，細胞内に分布するカリウム，マグネシウム，リンを含む輸液であり，水分を補正しながら電解質を補正することができます．低カリウム血症，

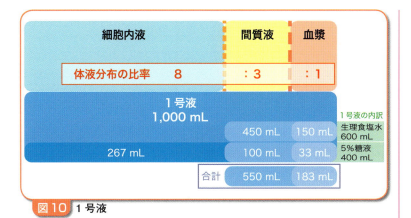

図10　1号液

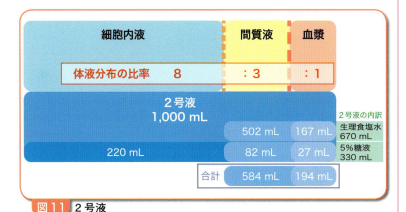

図11　2号液

細胞内の電解質濃度が低い患者に適応となります．しかし院内で採用されていないなど，臨床で使用する機会は少ないかもしれません 図11．

### 3）3号液：ソリタ®T3，ソルデム®3A

- 3号液は，生理食塩水と5％ブドウ糖液が約1：2で配合されています．1,000 mL投与した場合，血管内に139 mL，間質に414 mL，細胞内に447 mL分布します．維持液ともいわれ，生体が必要な1日分の水分・$Na^+$，$K^+$を基準に作られた輸液です．2,000 mL投与すると1日の必要量を確保することができます．経口摂取ができない（または不十分）患者の水分・電解質補給と維持を目的に使用されます 図12．

### 4）4号液：ソリタ®T4

- 4号液は，生理食塩水と5％糖液が約1：4の割合で配合されたものです．1,000 mL投与した場合，血管内に117 mL，間質に350 mL，細胞内に533 mL分布します．
- 術後回復液といわれますが，必ずしも術後に投与するというわけではありません．電解質の濃度が低く，水分補給を目的とした輸液です．腎機能の低下をしている患者が適応と考えるとよいでしょう 図13．

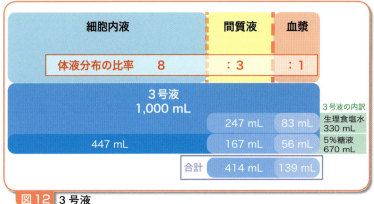

**図12** 3号液

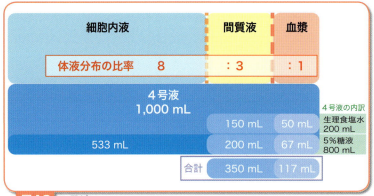

**図13** 4号液

## 5．膠質液：アルブミン製剤・人工膠質液

### 1）アルブミン製剤

- 「加熱人血漿蛋白」と「人血清アルブミン」の2種類が存在し，そのなかでも5％の等張アルブミン製剤と，20％もしくは25％の高張アルブミン製剤に分類されます．アルブミン1gは，間質液を20mL血管内に引き込みます．5％製剤250mL，25％アルブミン50mLそれぞれに含まれるアルブミン量は12.5gです．これは，1日に肝臓で産生されるアルブミン量に相当します．

- 5％の等張アルブミン製剤は，出血などで循環血液量が不足した際などで使用されます．一方20％，25％の高張アルブミン製剤は，血漿浸透圧を上昇させることによって血管外からの水分の移動を促し，浮腫の改善などをめざし使用されます．術後などの急性症例で月100gまで，慢性の低アルブミン血症では月175gまでといった保険診療上での使用に制限があります．

### 2）人工膠質液：低分子デキストランL注，サリンヘス®，ヘスパンダー®

- 人工膠質液は基本的に電解質が含まれておらず，デンプンなどの多糖類が生理食塩水や糖液などに溶解しています．デキストランとHES（ヒドロキシエチルデンプン）製剤に大きく分類され，その濃度や分子量によって複数の製剤があります．溶解している

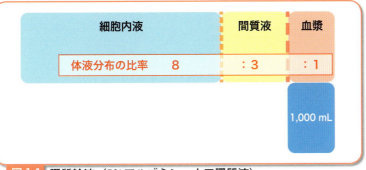

図14 膠質輸液（5％アルブミン・人工膠質液）

分子量が大きく，毛細血管膜を通過しないため，血管内にとどまる製剤です 図14．
- デキストランは腎臓から排泄されるため，腎障害をひき起こすことがあります．また抗凝固作用もあり，大量輸液で出血傾向となるため注意が必要です．
- HES はその濃度で6％と10％製剤がありますが，2019年の現時点では10％製剤は日本では認可されておらず，使用できない製剤です．分子量が大きいほど排泄に時間がかかり，血管内にとどまる時間が長くなります．第2世代といわれるサリンヘス®やヘスパンダー®に比べて，第3世代であるボルベン®は分子量が大きいです．しかし，腎障害や凝固障害などの副作用も起こりやすいといわれています．

## 輸液製剤投与の実際

### エビデンス 1

#### Starling の法則とグリコカリックスモデル

前項で述べたように輸液製剤に含まれる分子の大きさによって晶質液と膠質液に分類されます．各輸液製剤に含まれている分子量に応じて，Starling の法則に則り血管内や血管外に分布していくというのがこれまでの一般的な理論でした．しかし，近年グリコカリックスモデル[2]というものが提唱されてきており，これまでの単純な輸液製剤の種類に応じた輸液や体液の分布ではなく，さまざまな患者の状態に応じた間質への漏出が，結果的に血管内や血管外への分布になっているという理論に変わってきています．

グリコカリックスとは，グリコプロテインやプロテオグリカンから作られている血管内皮に存在する非常に弱い構造体のことをいいます 図15．この構造体が血管内浸透圧を調整し血管内や血管外への体液の移動に関係しています．

[2] Woodcock TE et al：Revised Starling equation and the glycocalyx model of transvascular fluid exchange：an improved paradigm for prescribing intravenous fluid therapy. Br J Anaesth 108(3)：384-94, 2012
（エビデンスレベルⅠ）

グリコカリックスモデルの理論をもとに，近年のいくつかの研究[3][4]を参照すると，輸液製剤の浸透圧と血管内の膠質浸透圧が重要であることがわかります．周術期，敗血症，外傷といった患者の状態によって輸液製剤が血管内に分布するのか血管外に分布するのかが分かれるため，現在の患者の状態に応じた輸液製剤が適切に選択されているのかという部分が重要です．

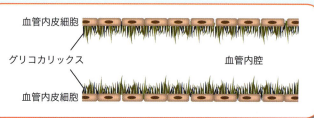

**図15** グリコカリックスと血管内皮細胞

## エビデンス2

### 輸液の急速投与とHES製剤

輸液製剤の投与速度も近年注目されています．これまで実臨床では，必要に応じて急速投与（ボーラス投与）が行われてきたかと思います．しかし，その急速投与によってグリコカリックスがダメージを受け，輸液製剤の血管外への分布が促進された結果，急速投与した群が急速投与しなかった群よりも有意に死亡率が上昇するといった研究成果も発表されてきています[5]．さらに，各輸液には効果の反面，副作用も必ずあり，膠質液の種類のなかで比べても，これまで効果が高いといわれていたHES製剤使用時の注意点などが明らかになってきています[6][7]．これらの文献のなかでは，急性腎障害の発症頻度や腎代替療法の頻度が上がるなどのリスクも指摘されており，これらの輸液製剤使用中は，適切な輸液量であるか確認するために，全身状態に加えて，尿量や腎機能などにも着目して観察する必要性があります．

## エビデンス3

### 過剰輸液と客観的指標

近年，看護師特定行為研修の項目「脱水症状に対する輸液による補正」があるように，看護師が輸液製剤を投与することに関して一定のニーズがあり，要望されている実践の一つになっています．脱水状態にある患者に対し，早期より適切な

---

[3] Finfer S et al：A comparison of albumin and saline for fluid resuscitation in the intensive care unit. N Engl J Med 350(22)：2247-56, 2004
（エビデンスレベルⅡ）

[4] Lobo DN et al：Effect of volume loading with 1 liter intravenous infusions of 0.9% saline, 4% succinylated gelatine (Gelofusine) and 6% hydroxyethyl starch (Voluven) on blood volume and endocrine responses：a randomized, three-way crossover study in healthy volunteers. Crit Care Med 38(2)：464-70, 2010
（エビデンスレベルⅡ）

> **編集委員からの一口アドバイス**
> グリコカックス（glycocalyx）は，血管内皮上にみっしりと生えているヒゲのようなものです．内皮細胞同士の間隙（内皮細胞裂）にも存在しており，この間隙にあるグリコカリックスが血管透過性の調整機能に影響していることがわかってきました．
> 聞き慣れないかもしれませんが，今後は話題として耳にすることもあると思いますから，名前だけでも知っておきましょう．

[5] Maitland K et al：Mortality after fluid bolus in African children with severe infection. N Engl J Med 364(26)：2483-95, 2011
（エビデンスレベルⅡ）

[6] Myburgh JA et al：Hydroxyethyl starch or saline for fluid resuscitation in intensive care. N Engl J Med 367(20)：1901-11, 2012
（エビデンスレベルⅡ）

[7] Brunkhorst FM et al：Intensive insulin therapy and pentastarch resuscitation in severe sepsis. N Engl J Med 358(2)：125-39, 2008
（エビデンスレベルⅡ）

輸液製剤を選択し投与することは，非常に重要で有益であるという一方，輸液製剤を投与するにあたって過剰輸液に関しても注意しなければなりません．過剰輸液によって静脈圧が上昇すると脳への血液灌流量が低下したり[8]，循環障害がある患者への過剰輸液は肝不全を助長したり[9]と，単純な血液循環系への作用以外に全身の各臓器への弊害をもたらす可能性があります．そのため，輸液量の適切性を評価するために，バイタルサインに加えて体重や皮膚ツルゴール反応，腋窩の湿り気や口腔粘膜の乾燥状況など全身症状，超音波検査や静的指標，動的指標 表2 など，多角的な情報収集とアセスメントが必要になってきます．

[8] van der Jagt M：Fluid management of the neurological patient：a concise review. Crit Care 20(1)：126, 2016
（エビデンスレベルV）

[9] Alvarez AM et al：Liver abnormalities in cardiac diseases and heart failure. Int J Angiol 20(3)：135-42, 2011
（エビデンスレベルV）

**表2　静的指標と動的指標**

| 静的指標 | 動的指標 |
|---|---|
| ●CVP | ●IVC・SVC 径の呼吸性変動 |
| ●PAWP | ●PPV |
| ●IVC 径 | ●SVV |
| ●SVC 径 | ●脈波変動指数（PVI） |
| ●右室拡張末期容積 | ●大動脈血流 |
| ●左室拡張末期容積 | |

**臨床知1**

### 急変時の輸液

本稿で輸液の組成やその特徴を解説しました．しかし「わかる」と「できる」は違います．急変時には，循環維持のため血管内に分布する輸液製剤が選択されます．筆者は，輸液療法中の患者の急変対応で呼ばれたときに，維持液が投与されたままだったということが何度かあります．急変時には落ち着いて対応して，輸液製剤は何が投与されているか確認して，急速投与ができる輸液製剤に変更しましょう．

**参考文献**

1）川上大裕：“明日のアクションが変わる ICU の輸液力の法則”. 中外医学社，2019
2）日比野将也 他：輸液の薬理学─薬物としての輸液製剤を考える. INTESIVIST 9（2）：273-98，2017
3）牧野　淳：balanced crystalloid ─アセテート（酢酸リンゲル）Plasma-Lyte. INTESIVIST 9（2）：300-3，2017
4）則末泰博：輸液過剰の害─臓器別の視点から. INTESIVIST 9（2）：304-9，2017
5）石松伸一：“Dr. 石松の輸液のなぜ？がスッキリわかる本”. 総合医学社，2015

I．輸液の基礎

# 酸塩基異常
## ～どの病棟でも起こる!? 酸塩基平衡異常を見つけよう～

那覇市立病院 集中治療室
（主任看護師，集中ケア認定看護師）
平敷 好史（へしき よしふみ）

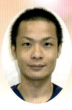

## エビデンス & 臨床知

### エビデンス
- ☑ 生体内において，水素イオンの存在は酸の存在を意味する．
- ☑ 血液はおもに緩衝作用によって pH 7.4±0.05 にコントロールされている．とくに炭酸―重炭酸緩衝系は重要である．

### 臨床知
- ☑ 血液ガス分析は，酸である二酸化炭素と酸を中和する重炭酸のバランスをみることで，血液中の $H^+$ の蓄積の程度をみている．
- ☑ 酸塩基平衡異常は血液ガス分析を手順を踏んで読んでいくと見つけやすい．

## 酸と塩基が果たす役割とは？

- 酸とは，反応する相手へ水素イオン（$H^+$）を受け渡すことができる分子やイオンであり，塩基とは，反応する相手から水素イオン（$H^+$）を受け取ることができる分子やイオンです．私たちの身体の中では，この $H^+$ の受け渡しと受け取りを絶妙に行い，体内の電解質のバランスを維持しています．このバランスは酸塩基平衡とよばれており，このバランスに何らかの異常をきたした状態を酸塩基平衡異常とよんでいます．

- 酸も塩基も $H^+$ と大きく関わっているといいましたが，私たちの身体の中で $H^+$ はどのような影響を及ぼしているのでしょうか．$H^+$ と酸塩基平衡のバランスには，正式にはブレンステッド・ローリーの定義という難しい理論があるのですが，ここではもっと簡単に考えてみます．たとえば，塩酸（HCl）は，水中では，$H^+$ ＋ $Cl^-$ となりますが，$H^+$ になると，ほかの物質へ $H^+$ を受け渡すことができるようになります．そのため水素イオン $H^+$ の存在は，酸の存在があるとも考えられます．

---

**著者プロフィール**（平敷好史）
地方独立行政法人 那覇市立病院 看護部 集中治療室 主任
2001 年 看護師免許取得．一般内科，精神科を経て，2006 年 那覇市立病院入職．集中治療室勤務
2011 年 集中ケア認定看護師取得，2012 年 栄養サポートチーム専門療法士取得
現在，集中治療室勤務の傍ら，呼吸ケアチームの一員として，院内全体の呼吸ケアの質の向上をめざして活動させて頂いております．

- 生体が生命活動をする際，炭水化物や脂質を燃やしてエネルギーを産生します．するとそれに反応して細胞内では$H^+$が産生されます．エネルギー産生量が増加すれば，比例して$H^+$の産生量も増加します．$H^+$の存在は，酸があると考えられるので，ここで産生される$H^+$が素早く身体の外に排泄されなければ，細胞内に酸が増加して数分で細胞の機能異常をきたし死をまねきます．
- 生体の血液のpHは7.4±0.05のごく狭い間でコントロールされており，生体が正常に活動するためのバランスを保っています．もし体内の酸が排泄できない，もしくは酸の産生量が増加するなどで，体内に酸が蓄積すると，pHのバランスが崩れてpH 7.35以下のアシデミア，pH 7.45以上のアルカレミアとよばれる状態となります．このアシデミア，アルカレミアの状態が長時間持続すると，細胞の機能異常など生体にとって問題となることが多く起きるため，体内の$H^+$をなるべく早く排泄する必要があります．

## 体内で産生された酸は，どのように排泄されているのか？

- 身体の中では産生された$H^+$は，大きく分けて2つの方法で排泄されます．
- 1つめは肺からの排泄です．エネルギー産生によって作り出された$H^+$は，血液中では二酸化炭素（$CO_2$）として血液によって肺まで運ばれ，呼気として体外に排泄されます．二酸化炭素は，気体として体外に排泄されるため揮発性酸とよばれています．この時に排泄される酸は，約12,000〜15,000 mmol/日であり，体内で産生される酸の多くを占めています．
- 2つめは，腎臓からの排泄です．蛋白代謝によって産生されるリン酸（$H_3PO_4$），硫酸（$H_2SO_4$），炭水化物の代謝によって産生されるケトン体や有機酸は，最終代謝産物として$H^+$となり，腎臓からの排泄が行われます．また，一部は体内の重炭酸（$HCO_3$）イオンよって体内で中和されて徐々に体外へ排泄されています．これらは気体として呼気で排泄することができない酸であるため，不揮発性酸とよばれ，約60〜80 mmol/日，もしくは1 mmol/kg/日程度であり，揮発性酸と比較するとかなり少ない量となります．

## もう一つのお助け機構！ 緩衝作用

- 生体には，バランスの崩れたpHの変化を和らげようとする働きが備わっており，それを緩衝作用とよんでいます．この緩衝作用だけではpHの変化を抑えきれない酸や塩基の変化が起きた場合には，前述した肺や腎臓での酸の排泄が行われます．肺や腎臓での酸の排泄が分〜日単位であるのに対し，緩衝作用の場合，秒単位でpHを和らげようと働きます．生体には大きく4つの緩衝作用が備わっており，血漿中では，①炭酸—重炭酸緩衝系，②ヘモ

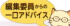
編集委員からの一口アドバイス

酸塩基平衡（pH）は，肺からの$CO_2$と腎臓からの$HCO_3^-$によって調整されていることが理解できたところで，バイタルサインの一つが酸塩基平衡のキーになっていることに気がついたと思います．$CO_2$の排出は，呼吸によって調整されていることを考えると，私たちが普段観察している呼吸（回数）は，間接的にpHの異常が起こっていないかを観察することにもなります．それゆえに，呼吸（回数）をトレンドで観察していくことが重要視されます．

グロビン緩衝系, ③血漿蛋白緩衝系の3つがあり, 尿中や細胞内液中には④リン酸塩緩衝系があります. とくに①炭酸—重炭酸緩衝系は緩衝系のなかでもっとも大きな役割を担っており, 化学式で表すと以下のようになります.

$$H_2O + CO_2 \Leftrightarrow H^+ + HCO_3$$

● もしこの際に, 体内に $H^+$ が増加して pH がアシデミアに傾きそうな場合, 重炭酸イオンが $H^+$ を中和して, 二酸化炭素の増加と水の産生が起こります. その後, 二酸化炭素は呼気としてすみやかに体外へ排泄されて, 水は尿へと排泄されるため, 身体の中の $H^+$ の量は増加しません. 体内には重炭酸イオンが多く存在しており, とくに重要な緩衝作用と考えられています.

## 酸塩基平衡異常を知るうえでの血液ガス分析の見方, 読み方

● もし患者の体内に何らかの異常が起きて, $H^+$ に異常をきたしていたとしても, $H^+$ を定量的に測定することは難しいです. そのため臨床では, 動脈血液ガス分析を使用して pH の変化をみることで, 身体が酸性やアルカリ性になっていないかと判断しています. つまり血液中の $H^+$ の蓄積の程度を, 酸である $CO_2$ と, 酸を中和する $HCO_3$ のバランスに置き換えてみているのです.

● では, ここからは動脈血液ガス分析による酸塩基平衡異常の見かたをみていきます. 血液ガス分析は苦手に感じている方も多くいるとは思いますが, 読み解くためのいつくかのルールがあり, そのルールさえわかれば誰でも血液ガス分析が理解できると思います.

● 血液ガス分析での酸塩基平衡異常は, 以下のステップで読んでいきます.

Step1：pH の変化を読む
Step2：$CO_2$, $HCO_3$ の変化を読む
Step3：アニオンギャップの変化を読む
Step4：補正 $HCO_3$ を計算する（アニオンギャップ開大の場合）
Step5：代償反応を読む

### Step1：pH の変化を読む

● まず, 最初は pH の変化を読むことです. 生体の血液の pH は弱アルカリ性で 7.4±0.05 のごく狭い間でコントロールされており, 生体が正常に活動するためのバランスを保っています. pH のバランスは酸である $CO_2$ と, 酸を中和する $HCO_3$ のバランスで変化します. pH が 7.35 以下のときにはアシデミアといい, 身体が酸性へ傾いていることを示しています. 逆に pH が 7.45 以上のときには, アルカレミアといい, 身体がアルカリ性へ傾い

ていることを示しています．pH が正常値である 7.4 から離れれ
ば離れるほど，酸塩基平衡異常が強いことを表しています．簡潔
にいうとアシデミアとは，pH が 7.35 以下の状態を指します．
対してアシドーシスとは，動脈血二酸化炭素分圧（$PaCO_2$）＞
45 mmHg 以上，もしくは $HCO_3$＜22 mEq/L で，身体を酸性に
傾けようとする状態を指しています．

## Step2：$CO_2$，$HCO_3$ の変化を読む

●次に，アシデミア，アルカレミアの存在が確認できれば，それが
肺の問題なのか，腎臓の問題なのかを見つけます．pH 7.35 以下
のアシデミアの場合には，$PaCO_2$＞45 mmHg で呼吸性アシドー
シス，$HCO_3$＜22 mEq/L で代謝性アシドーシスとよんでいます．
pH 7.45 以上のアルカレミアの場合，$PaCO_2$＜35 mmHg で呼吸
性アルカローシス，$HCO_3$＞26 mEq/L で代謝性アルカローシス
とよんでいます．通常は pH の変化は，その時もっとも強く存在
しているアシドーシス，またはアルカローシスが酸塩基平衡異常
として現れていて，それを一次性酸塩基平衡異常とよんでいます．

## Step3：アニオンギャップの変化を読む

●体内の中には，多くの電解質がイオンとして存在しています．イ
オンには，プラスの電気をもつ陽イオンと，マイナスの電気をも
つ陰イオンがあります．血液ガス分析でみている血漿中の陽イオ
ンの代表的なものには $Na^+$ があり，陰イオンの代表的なものに
は $Cl^-$ や $HCO_3^-$ があります．通常，体内では電気的な中性を保つ
働きがあるため，陽イオンと陰イオンの総量は±ゼロとなり，両
者は釣り合って存在しています 図1 ．

●何らかの原因で陽イオンと陰イオンのバランスが崩れた場合，
$H^+$ と $HCO_3^-$ が両者の差を補正するために増減してバランスを調
整する動きをします．また通常の血液ガス分析検査では測定され
ないイオン（unmeasured anions：UA）存在しています．UA の
代表として，有機酸，硫酸，リン酸，蛋白（アルブミン）があり，
これらは不揮発性酸として血漿中に存在しています．

●アニオンギャップのアニオンとは，陰イオンを意味しており，
ギャップとは差を意味しています．つまりアニオンギャップとは，
陽イオンと陰イオンの総量は±ゼロとなるとの定義のもとで，陽
イオンと陰イオンの差がどれだけあるのかということをみていま
す．ではアニオンギャップの式をみてみます．

AG（anion gap：アニオンギャップ）＝$Na^+$ －（$HCO_3^-$ ＋$Cl^-$）
基準値 12±2 mEq/L

●では，ここからがアニオンギャップの本題です．呼吸以外の何ら
かの異常で，$H^+$ の増加や $H^+$ の排泄障害となった状態では，酸の

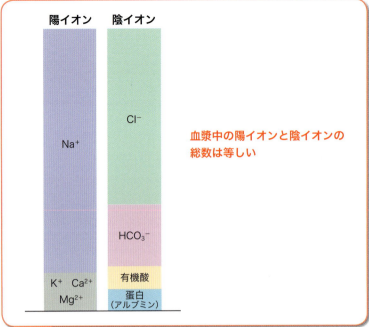

図1 血漿中の陽イオンと陰イオン

増加に対しHCO$_3^-$が中和しようと働くため，HCO$_3^-$は低下し代謝性アシドーシスとなります．また重症の下痢で，腸液に多く含まれるHCO$_3^-$が喪失した場合にも代謝性アシドーシスは起こります．頻度の高い代謝性アシドーシスの原因として，ショックや敗血症による乳酸の増加，ケトアシドーシスではケトン体の増加による代謝性アシドーシスがあります．これらは体内での不揮発性酸の増加が原因で起こる代謝性アシドーシスです．しかし血液ガス分析では，不揮発性酸の量は直接測定することはできません．そのため，代謝性アシドーシスがあった場合，アニオンギャップを測定することで，その原因が不揮発性酸の増加によるものなのか，それともHCO$_3^-$の低下によるものなのかを間接的にみているといえます．

- UAのなかには，アルブミンが含まれています．アルブミンは血液ガス分析では測定されませんが，UA全体量23 mEq/Lのうち，アルブミンは15 mEq/LとUAの約65％程度を占めています．そのため，臨床に多くいる低アルブミン血症はアニオンギャップを算出する場合，無視できない病態となります．アルブミンが1 g/dL低下するとアニオンギャップは2.5 mEq/L低下すると考えられているので，4 g/dL以下の低アルブミン血症が存在する場合には，以下の式を使いアニオンギャップ値を補正する必要があります．

補正AG＝測定AG＋（4－実測アルブミン）×2.5
基準値 12±2 mEq/L

- AGが12±2 mEq/L以上に上昇していることをAGの開大とよび

ます.

- まとめると，代謝性アシドーシスがみられて，AG 開大があった場合，①不揮発性酸である測定されない陰イオンが増加している，②もしくは，$Ca^{2+}$，$K^+$，$Mg^{2+}$ などの AG の計算に含まない陽イオンが増加していると考えられます．また，AG が開大していない代謝性アシドーシスであれば，腎不全や下痢などで，$HCO_3^-$ の再吸収障害や喪失が起こっていると考えられます．

## Step4：補正 $HCO_3$ を計算する（アニオンギャップ開大の場合）

- AG 開大の代謝性アシドーシスがあった場合，補正 $HCO_3^-$ を計算する必要があります．補正 $HCO_3^-$ とは，AG 開大の代謝性アシドーシスがなかった場合，ほかに $HCO_3^-$ を変化させる病態を合併していないかをみています．補正 $HCO_3^-$ を求める式は以下です．

補正 $HCO_3^-$ ＝実測 $HCO_3^-$ ＋ΔAG
ΔAG＝測定 AG－正常 AG（12 mEq/L）
補正 $HCO_3^-$ 基準値：24 mEq/L

- Δ（デルタ）は，正常値からどの程度差があったかを表しています．そのため，ΔAG を $HCO_3^-$ に加えることで，AG 開大がなかった場合の $HCO_3^-$ がどのようになっているのか仮定できます．
- 実測の $HCO_3^-$ にΔAG を加えたので，AG 開大がなければ，補正 $HCO_3^-$ は正常値である 24 mEq/L となるはずです．補正 $HCO_3^-$ が 24 mEq/L 以上となっている場合，$HCO_3^-$ の増加や $H^+$ の低下など身体をアルカリ性に傾ける因子が増加していることを意味しており，代謝性アルカローシスを合併していると考えられます．

## Step5：代償反応を読む

- 私たちの身体には，恒常性を維持しようとする働きがあり，何らかの原因で pH がアシデミアやアルカレミアに傾いてしまった場合でも，何とか元の状態である弱アルカリ性である pH 7.4 へ引き戻そうとする機能が備わっています．これを代償反応とよんでおり，肺と腎臓でそれぞれお互いを助け合って代償しています．たとえば，腎不全やケトアシドーシスで，$HCO_3^-$ が低下し，身体の中に酸が増加してアシデミアとなった場合，血液中の pH の低下を脳が察知して，呼気の二酸化炭素の排泄量を増加させ換気の促進が起こります．そのため $HCO_3^-$ の低下にともない，$PaCO_2$ の低下がみられ，血液の pH を元の 7.4 に引き戻そうと働きます．逆に $PaCO_2$ の上昇による呼吸性アシドーシスとなった場合には，腎臓で $HCO_3^-$ の再吸収を促進して $HCO_3^-$ を増加させて血液の pH を元の 7.4 に引き戻そうと働きます．代償反応の特徴として，肺と腎臓では代償までにかかる時間が異なり，肺での代償は数分

**表1** 一次性酸塩基平衡異常と代償反応

| | 原発性酸塩基平衡障害 | 代償反応 | 代償反応時間 |
|---|---|---|---|
| 呼吸性アシドーシス | $PaCO_2 > 45\ mmHg$ | $HCO_3^- \uparrow$ | 時間がかかる |
| 呼吸性アルカローシス | $PaCO_2 < 35\ mmHg$ | $HCO_3^- \downarrow$ | （24 時間〜5 日程度） |
| 代謝性アシドーシス | $HCO_3^- < 22\ mEq/L$ | $PaCO_2 \downarrow$ | 比較的すみやか |
| 代謝性アルカローシス | $HCO_3^- > 26\ mEq/L$ | $PaCO_2 \uparrow$ | （数十分〜24 時間） |

**表2** 代償反応の予測範囲と限界値

| 原発性酸塩基平衡障害 | 初期の変化 | 代償反応の予測範囲 | 代償限界値 |
|---|---|---|---|
| 代謝性アシドーシス | $HCO_3^- \downarrow$ | $\Delta PaCO_2 = (1〜1.3) \times \Delta HCO_3^-$ | $PaCO_2 = 10\ mmHg$ |
| 代謝性アルカローシス | $HCO_3^- \uparrow$ | $\Delta PaCO_2 = (0.5〜1) \times \Delta HCO_3^-$ | $PaCO_2 = 65\ mmHg$ |
| 呼吸性アシドーシス<br>　急性<br>　慢性 | $PaCO_2 \uparrow$ | $\Delta HCO_3^- = 0.1 \times \Delta PaCO_2$<br>$\Delta HCO_3^- = (0.3〜0.5) \times \Delta PaCO_2$ | $HCO_3^- = 30\ mEq/L$<br>$HCO_3^- = 45\ mEq/L$ |
| 呼吸性アルカローシス<br>　急性<br>　慢性 | $PaCO_2 \downarrow$ | $\Delta HCO_3^- = 0.2 \times \Delta PaCO_2$<br>$\Delta HCO_3^- = (0.4〜0.5) \times \Delta PaCO_2$ | $HCO_3^- = 16\ mEq/L$<br>$HCO_3^- = 12\ mEq/L$ |

から数時間で完成するのに対し，腎臓での代償は数日間時間を要します **表1**.

● また，代償には限界があり，一次性酸塩基異常が改善しないかぎり，完全に元の状態には改善せず，代償反応の限界値も存在します．代償の予測値や限界値は式を使って評価します **表2**.

**参考文献**

1）平敷好史：まず何から見る？ 酸塩基平衡障害の見方. 重症集中ケア 16（4）：27-31，2017

2）今井裕一："酸塩基平衡，水・電解質が好きになる―簡単なルールと演習問題で輸液をマスター". 羊土社，2007

3）柴垣有吾："より理解を深める！ 体液電解質異常と輸液". 中外医学社，2007

I. 輸液の基礎

# 周術期の輸液
## ～移り変わる輸液管理のトレンドに合わせて～

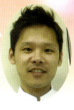

京都橘大学
看護学部　平井　亮（ひらい　りょう）

### エビデンス & 臨床知

**エビデンス**
- ☑ 術前は「脱水の是正と予防」，術中〜術後は「過不足なし」をめざす．
- ☑ 基本的に輸液量の 1/4 が血管にとどまることはない．晶質液の大量投与はアウトカムを悪化させる．

**臨床知**
- ☑ 術後の循環血液量の把握は，複合的なアセスメントから．単独のパラメータに頼らない．
- ☑ どれだけ輸液するのか，どこをめざすのかは，"状況によりけり"．患者の状態をアセスメントしたうえで，治療方針をディスカッションすること．

## はじめに

- 生体が手術侵襲で受けたダメージからより早い回復をめざすことは，術後管理の最大の目標です．周術期では，術前・術中・術後のそれぞれの時期において適切な管理が行われていなければ，結果としてより早い手術からの回復は望めません．そのため，術後管理のアウトカムを良くするためには，術後管理だけで考えるのではなく，術前・術中の管理を含めて周術期全体を俯瞰して理解しておくことが大前提となります．そして，エビデンスが更新され続けていることにともない，輸液管理のトレンドも移り変わっています．それはつまり，「"以前，教科書で習ったこと"が，いまの常識ではない」こともありうるということです．
- 本稿では，あくまで一般的な周術期，すなわち，予定手術の患者における輸液管理を前提に，術前・術中・術後での輸液のトレンドを踏まえつつ，話を進めていきたいと思います．

### 術前輸液の最大の目的は，脱水の是正 or 予防

- 術前の輸液管理の最大の目的は，脱水状態の是正 or 予防です．

---

**著者プロフィール**（平井　亮）
2005 年 国立循環器病研究センターへ入職．心臓血管外科病棟や ICU で勤務．以後，大学病院，循環器系病院で EICU や心臓血管外科病棟で勤務．その後，現所属施設で勤務
2018 年 クリティカルケア看護学博士前期課程修了

術前の脱水は，手術中の循環動態に大きく影響します．とくに，硬膜外麻酔の導入にともなって末梢動脈が拡張するときに脱水が存在すると，深刻な低血圧をひき起こします．麻酔導入時の低血圧を是正するために相当量の輸液が必要となると，術後の回復にも大きく影響します．つまり，"術前の脱水は，術中の無駄な輸液につながる"ということです．

- 従来の術前患者に対して，前日の夜から禁飲食とするのが一般的でした．これは，麻酔導入時の嘔吐や誤嚥が懸念されてきたゆえの管理ですが，現在は，この考え方が見なおされています．2009年に欧州静脈経腸栄養学会（The European Society for Clinical Nutrition and Metabolism：ESPEN）の周術期経静脈栄養のガイドライン[1]では，「術前に飲水をすることで誤嚥の危険性が増すことはなく，むしろ患者を口渇感や空腹感から解放することができる」と述べられています．このように現在では，国際的にも国内的にも，手術前日からの絶飲食という術前管理がみられなくなりました[2][3]．具体的には，清澄水（水，茶，果肉や食物繊維を含まないアップルジュースやオレンジジュースなどの炭水化物含有飲料）での飲水は2～3時間前まで，固形物の経口摂取（病院食など）は6時間前まで許容されているのが一般的です．

- とはいえ，術式や治療方針に合わせて術前に絶飲食を行うことは，"いま"でもありえます．恒常性の維持（ホメオスタシス）のため，細胞内液は最後まで保たれるので，術前の絶飲食にともなう脱水時に水が足らなくなるのは，細胞外液（間質液と血漿）です．この場合の輸液は，足らなくなった水分を補充することが目的となるため，細胞外液に近似する電解質輸液（リンゲル液などの晶質液）が選択されることが一般的です．また，術前の糖質制限は術後のインスリン抵抗性を高めるため，ブドウ糖含有のリンゲル液

[1] Braga M et al：ESPEN Guidelines on Parenteral Nutrition： surgery. Clin Nutr 28(4)：378-86, 2009

[2] Practice guidelines for preoperative fasting and the use of pharmacologic agents to reduce the risk of pulmonary aspiration： application to healthy patients undergoing elective procedures： a report by the American Society of Anesthesiologist Task Force on Preoperative Fasting. Anesthesiology 90(3)：896-905, 1999

[3] 公益社団法人日本麻酔科学会「術前絶飲食ガイドライン」
https://anesth.or.jp/files/download/news/20120712.pdf (2019.9.2参照)

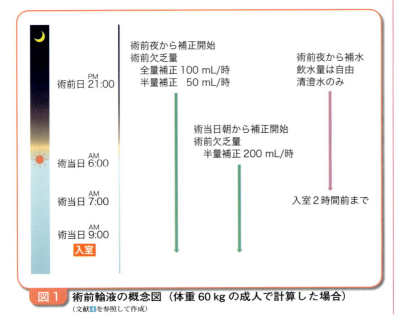

**図1** 術前輸液の概念図（体重60 kgの成人で計算した場合）
（文献[4]を参照して作成）

を選択することもあります．輸液の流速については，いつから絶飲食とするか，どの程度の補充を目指しているか，によっても変わってきます 図1 [4]．

[4] 桜井康良：術前での輸液の使い方．レジデントノート 19(3)：524-8, 2017

## 術中〜術後輸液は，"過不足なく"が基本

- 輸液療法の目的は，水分補給および電解質補給ですが，これを「周術期の輸液」に限定すると，水分補給，なかでも前負荷維持が中心的な目的となるでしょう．前負荷の維持は心拍出量の維持に不可欠であり，心拍出量が維持できてはじめて末梢の臓器や組織に十分な酸素が供給されます．前負荷維持に最適な輸液負荷量について，概念的にわかりやすく表現すると 図2 [5]のようになります．この図は，輸液量が多すぎると機能性イレウス，縫合不全，呼吸不全，心不全などのリスクが増し，逆に少なすぎると術後悪心・嘔吐（PONV），腎不全，心筋虚血などのリスクが増す，ということを表しています．

[5] Bellamy MC：Wet, dry or something else? Br J Anaesth 97(6)：755-7, 2006

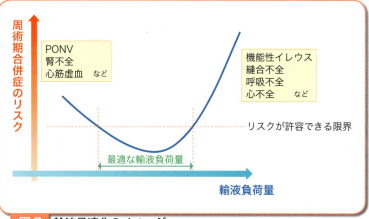

図2　輸液最適化のイメージ（文献[5]を参照して作成）

- しかし，患者の状況によって最適な輸液負荷量は異なります．そのため，画一的な輸液管理ではなく，個々の患者において適正な循環血液量および適正な心拍出量・酸素供給量を保つことを目標とした「目標指向型輸液管理（goal-directed fluid management：GDFM）」が注目を集めており，術中〜術後の輸液管理ではこの考え方が中心的です[6]．この輸液戦略では，晶質液による大量輸液を制限することを基本とし，循環動態パラメータを用いたゴール設定を基に，循環血液量の維持に膠質液を主として用います．晶質液の大量輸液を制限するおもな根拠は，以下のようなものです．

[6] Gan TJ et al：Goal-directed intraoperative fluid administration reduces length of hospital stay after major surgery. Anesthesiology 97(4)：820-6, 2002

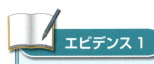

## エビデンス 1

### 足らない分を晶質液で補充するのは危険

健常な状態のヒトの体液は体重の約60％であり，そのうちの2/3が細胞内に，残りの1/3が細胞外に分布しています．さらに，細胞外液では約3/4が間質液，約1/4が血漿として血管内に存在しているため，細胞内液量：間質液量：血漿量＝8：3：1となるように分布しています．従来，この体液分布になぞらえて，細胞外液として投与された輸液のうち1/4は血漿内にとどまると考えられていました．

しかし，多田羅らが行った輸液時の体液動態シミュレーションでは，晶質液（細胞外液）10 mL/kgを30分で投与した場合，晶質液の投与終了時に血漿量が輸液量の約40％だけ増加したあと，急激に減少していたことが明らかになっています[7]．このシミュレーション通りに考えると，細胞間質液は晶質液投与によって徐々に増加し，投与開始3時間後に輸液量の約半分が間質内に分布したのち，最終的には輸液の約30％が尿として失われます．つまり，投与された晶質液は投与終了後約30分間で血管内から間質内へ移動し，投与終了2時間後には血管内にほとんど残らないことになります 図3 [7]．また，Jacobらは，健康成人を用いた研究において，45分間で1,000 mLの瀉血に引き続き，30分間で乳酸リンゲル液3,500 mLの投与を行ったところ，血管内に残存した割合が17％程度，つまり理論上よりも少ない量しか保持されていないことを示しました[8]．さらに，Hahnは晶質液の急速投与では血管内に保持されにくいこと，逆にゆっくり投与することで血管内に保持されることを示しています 図4 [9]．

このように，輸液時の体液量変化は動的であり，"投与した晶質液の1/4が血管内にとどまる"という固定概念に従って，<u>「足らない分は急いで晶質液で補充する」という従来の輸液管理はアウトカムを悪化させる</u>かもしれないと考えられるようになりました．

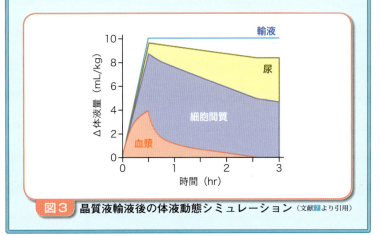

図3　晶質液輸液後の体液動態シミュレーション（文献7より引用）

---

[7] 多田羅恒雄：輸液ルネサンス．臨床麻酔 35（2）：161-9, 2011

[8] Jacob M et al：The intravascular volume effect of Ringer's lactate is below 20 %：a prospective study in humans. Crit Care 16（3）：R86, 2012

[9] Hahn RG：Volume kinetics for infusion fluids. Anesthesiology 113（2）：470-81, 2010

### 編集委員からの一口アドバイス

これらの見解は細胞外液を輸液した際の体内分布がどうなるのかという意味で，とても重要な知見だと思います．臨床的には大量輸液ではなく，急速輸液という考え方があります．つまり，残留率が問題ではなく，急速に投与しないと循環動態が維持できないケースはたくさんあります．一見，本文で紹介された知見からは矛盾したようにうかがえますが，急速投与もゆっくり投与も中止すればすみやかに体液は血管外へ失われていきます．したがって，重要なのは，急速投与であってもなくても，その後の維持するための輸液速度と量であります．

また，輸液した際の血管内分布輸液量は健康成人と手術を受けた患者，出血量の程度も異なることが示されています．

このように輸液の対象者の状態，病態によっても異なることを理解することが大切ですね．そのうえで，過不足ない適正輸液管理を実践できることを目標ということになりますね．

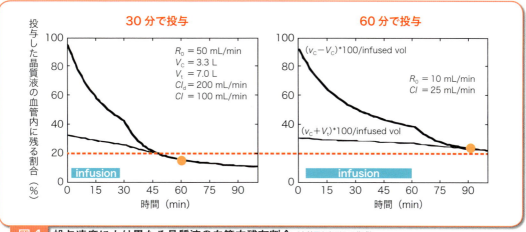

図4 投与速度により異なる晶質液の血管内残存割合（文献9を参照して作成）

### エビデンス2

#### サードスペースは神話だった……

従来から，術中に形成された炎症性浮腫部分が血漿と機能的に交通しない「"非機能的細胞外液"を形成するために，細胞外液が減少する」という考え方が主流でした．この"非機能的細胞外液"が，いわゆる「サードスペース」です．手術による炎症が落ちつくまでの間（概ね72時間）は，細胞外液が減少し続けることにより循環血液量が相対的に減少する（hypovolemiaが起こる）ため，「足らない細胞外液を晶質輸液で補充する」というのが，長らくのあいだ術後輸液管理のスタンダードでした．しかし，近年では，この古典的なサードスペースの概念は否定され，術後に細胞外液が減少するのは，侵襲により生じた炎症によって細胞間質への大量の体液が貯留することによるものであるとされています．

細胞間質は，ヒアルロン酸やコラーゲン繊維などの高分子が網目状に絡み合ったゲル状構造を呈しています．炎症時や手術侵襲時においては，ヒアルロン酸が産生されることによって細胞間質の膠質浸透圧が上昇するため，細胞間隙のゲル状構造は能動的に膨潤し，これにともない血管内から細胞間質に水が引き込まれます．細胞間隙のゲル状構造に取り込まれた水は，粘性のために細胞間質内を自由に移動することができないため，炎症が緩解するまで浮腫は持続することとなります．細胞間質ゲルの能動的膨潤に加えて，炎症時の水・蛋白質の透過性亢進は，細胞間隙のゲル状構造の膨潤を助長します．この細胞間隙ゲルが能動的に膨潤した炎症性浮腫により，術後にhypovolemiaが起こるとされています．さらに，炎症が高度な時期にhypovolemiaを改善する目的で晶質液を大量に投与すると，細胞間質の炎症性浮腫は増大します[10]．

[10] Tatara T et al：Quantitative analysis of fluid balance during abdominal surgery. Anesth Analg 104(2)：347-54, 2007

> つまり，**術後の侵襲が強い時期に細胞外液の減少（血管内脱水）が起こるからといって，晶質液を入れれば入れるほど，脱水はなかなか治らない**，ということです．

- 一方で，これらのエビデンスは，限られた対象（たとえば健常な成人が対象になっている研究もある）に実施された研究から得た結果をもとにしたものです．この種のエビデンスは，「日進月歩」であることを念頭に入れておく必要があります．つまり，「盲目的にエビデンスに従うことは危険」で，エビデンスは状況に合わせて治療やアセスメントに役立てるための「羅針盤的な活用」が肝要ということです．

## 術後の循環血液量の変化は，複合的にアセスメントする

- 術後輸液のおもな目的は，循環血液量の維持，水・電解質の補給・補正，酸・塩基平衡異常の是正，エネルギー源の補給，といえるでしょう．このうち周術期でもっとも重要となるのが循環血液量維持のための輸液，つまりは循環血液量の維持です．まずは，バイタルサインを確認し，すぐに急速輸液などの緊急処置が必要かどうかを判断します．

- 従来から，輸液投与量の指標としては，血圧や心拍数，尿量などが用いられてきましたが，いずれも輸液の指標としてはあまり鋭敏ではありません．循環血液量不足の初期には，代償的な血管収縮により血圧や心拍数は保たれることが多く，低血圧や頻脈などの血液量減少の徴候は，水分喪失量が血液量の25％を超えてはじめて顕性化するといわれています[11]．このように血圧や心拍数などの「静的指標」は，重要臓器の血流低下を鋭敏に検出できないため，輸液反応性の指標としては不適切ともいえます．一方で，侵襲的なモニタである一回拍出量変動（SVV）や脈圧変動（PPV）も数値の信頼性が保たれる条件が定まっており，単一のパラメータでの判断は困難なうえ，ICUなどの限られたユニットでなければ扱うことが難しいデバイスです．

- ここで重要なのは「単一の指標では輸液投与量を決めることはできない」ということです．結局のところ，**侵襲を受ける前の情報や侵襲の程度を含めてこれらのパラメータを複合的にアセスメントしていくこと**が，術後輸液管理をするうえで私たち看護師に求められる役割であるといえるでしょう．「これだけを観察しておけば大丈夫」という単独の測定項目はありませんが，循環血液量減少にともなう血行動態の変動を把握するために目安となるのは，血圧・脈拍・尿量です．これらの測定値が経時的にどのように変化しているのかを把握しておくことで，術後の循環血液量減少の程度がイメージできると思います 図5 ．

[11] Giglio MT et al：Goal-directed haemodynamic therapy and gastrointestinal complications in major surgery：a meta-analysis of randomized controlled trials. Br J Anaesth 103（5）：637-46, 2009

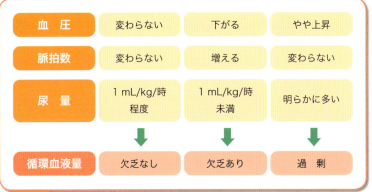

図5 測定値の変化と循環血液量の関係イメージ

## 術後輸液，どれだけ必要か，どこをめざすのかを意識しておく

- 術後の輸液量は，基本的に**維持量＋喪失量＋欠乏量**で計算します．生命活動を維持するために最低限必要となる輸液量が維持量，ドレーン排液や不感蒸泄などの体内から喪失していく量が喪失量，手術侵襲などにより相対的に細胞外液が不足した量が欠乏量です．

- 維持量は，古典的な方法ではありますが，4-2-1 ルール 表1 [12] で計算するのが一般的です．また，英国の National Institute for Health and Care Excellence（NICE）ガイドライン[13]では，輸液負荷量が必要ないと判断された状態では 25～30 mL/kg/日を維持量とすることが推奨されています．いずれにせよ，維持量だけで循環動態が保たれているということは，循環血液量に「欠乏なし」の状態です．この場合は，維持量の輸液に加えて，喪失量が輸液量となります．一方で，循環血液量に「欠乏あり」と判断される場合には，維持量と喪失量に加えて，欠乏量分の輸液が必要になります．基本的には循環動態パラメータが望ましい値になるまで，欠乏量を輸液します．いわゆる，目標指向型輸液管理ですね．このときに指標となるパラメータですが，残念ながら，「絶対的な指標はない」のが現状です．というよりも，「状況に合わせて目標値を設定する」といったほうが正しいでしょう．患者個々の病態や術式，術中・術後の状態によってめざすゴールも変わってきますので，主治医と治療方針についてしっかりとディスカッションをしておくことも，術後輸液管理を適切に行ううえで重要な活動となるでしょう．

[12] Holliday MA et al：The maintenance need for water in parenteral fluid therapy. Pediatrics 19(5)：823-32, 1957

[13] NICE guileline - Intravenous fluid therapy in adults in hospital https://www.nice.org.uk/guidance/cg174/chapter/1-Recommendations（2019.9.2 参照）

表1 4-2-1 ルール

| 10 kg まで | 4 mL/kg/時 |
|---|---|
| 11～20 kg まで | 2 mL/kg/時 |
| 21 kg ～ | 1 mL/kg/時 |

※たとえば，60 kg では，10 kg×4 mL＋10 kg×2 mL＋40 kg×1 mL＝100 mL を 1 時間の必要水分量とする．

- 周術期の輸液管理を考えるとき，もっとも基本的かつ忘れてはならないこととして，「輸液の効果はcontext sensitiveである」という考え方があります．contextとは「状況」，sensitiveとは「過敏な」という意味と考えていただけばよいでしょう．つまり，context sensitiveとは，"状況によりけり"ということです．
- 「輸液の効果は"状況によりけり"だ」なんていわれてしまうと，元も子もないように感じるかもしれませんが，100人の患者がいれば100通りの反応があることは，皆さんもよくご存知でしょう．目の前の患者の状態を状況に合わせてアセスメントし，看護ケアを提供するのはあなたです．画一的な治療やケアはありません．まずは基本を押さえ，状況に合わせたケアが提供できるよう，患者の反応と状況を振り返る癖をつけておきましょう．

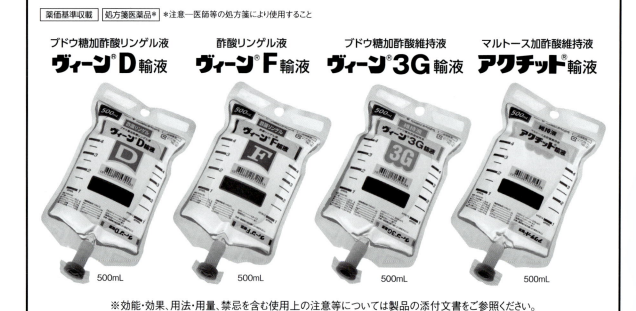

I．輸液の基礎

# 輸液指標としての検査データ
～明日から変わる輸液と検査データのミカタ～

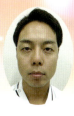

東京都立多摩総合医療センター HCU
（主任，集中ケア認定看護師）
下澤 洋平（しもざわ ようへい）

## エビデンス＆臨床知

### エビデンス
- ☑ 輸液過剰は患者の死亡率に関係する．
- ☑ 低張液輸液投与中は低ナトリウム血症に注意する．

### 臨床知
- ☑ 検査データは動的な指標として，その他の所見と共に活用する．
- ☑ 血液検査だけではなく尿検査も重要な指標である．

## はじめに～看護と輸液～

● みなさんは日常の臨床において，患者に投与されている輸液製剤や輸液量が適正か，あるいは行われている輸液療法の目的を考えたことはあるでしょうか．日常の臨床において，看護師が輸液製剤を患者に投与する機会は多いと思います．しかしながら，当たり前のように行われている輸液療法だからこそ，他の薬剤に比して，その目的を考える機会は少ないのかもしれません．

● 輸液が患者に与える影響は小さいと思いがちですが，じつは患者のアウトカムに関わります[1]．このため，患者にもっとも近い存在，そして輸液投与の最終実施者である看護師が，輸液を評価する意義は非常に大きいと思います．本稿では，看護師が輸液を評価するために必要な検査データについて解説したいと思います．

[1] Smith SH et al：Higher vs. lower fluid volume for septic shock：clinical characteristics and outcome in unselected patients in a prospective, multicenter cohort. Crit Care 16(3)：R76, 2012
（エビデンスレベルⅣ）

### エビデンス 1

**輸液過剰は患者の死亡率を上昇させる**

輸液過剰の弊害については，多くの報告があります．Smith

---

**著者プロフィール**（下澤洋平）
2009 年 東京都立府中看護専門学校卒業後，東京都立府中病院（現：多摩総合医療センター）に入職．外科病棟，ICU を経て，2018 年に集中ケア認定看護師を取得．同年より現職．
患者との会話のなかで，私がよく質問することは患者の職業です．職業の話をすると生き生きと話してくれる方も多くいます．対象理解が深まるだけでなく，なかには超レアな話も聞くことができるので，自分も楽しく仕事ができます．

ら[1]はデンマークの6つの施設において，敗血症性ショックの患者を対象に，前向きコホート研究で高用量輸液と低用量輸液の比較を行いました．結果として，ICU入室後3日間にわたりショック状態にあった患者において，高用量輸液群で90日死亡率が有意に増加（$p=0.03$）したと報告されています．対象は非常に重篤な状態であったと考えられますが，それでも高用量輸液群で死亡率が高いことを踏まえると，輸液が患者に与える影響の大きさを感じると思います．やはり，医師だけではなく，看護師も輸液の適正を評価することが必要であると実感します．

## 輸液の目的

- そもそも輸液は何を目的としているのでしょうか．輸液の目的は体液の管理，栄養補給，血管確保などさまざまです．ここでいう体液とは，体内の水分や電解質，酸塩基平衡を含みます．輸液は患者の病態や重症度により，用途も変化します．具体的には，ショック状態において"蘇生"として輸液を必要とする状況もあれば，術後の周術期管理として，あるいは絶食が続く患者の維持輸液など，輸液を必要とする状況は多岐にわたります．輸液を評価するうえではこれらの目的を理解し，必要な検査項目を把握することが重要です．
- 輸液を評価するうえで必要な視点は"電解質"，"輸液量"の2点です．この視点に基づいて関連する検査データについて解説します．

## 電解質の評価

- 電解質を理解するうえで重要となるのが，人間の体液組成です．体内に存在する水分は体重の約60%を占めますが，これらは大きく細胞内液（体重の約40%）と細胞外液（体重の約20%）に大別されます．さらに細胞外液は，組織間液と血漿に分けて考えることができます 図1 ．細胞内液中にはカリウム，そして細胞外液中にはナトリウムが主要なイオンとして存在しています

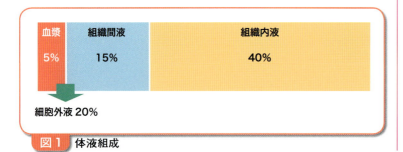

図1 体液組成

| 表1 | 体液中の電解質 |

| | ナトリウム (mEq/L) | カリウム (mEq/L) | クロール (mEq/L) | 重炭酸 (mEq/L) |
|---|---|---|---|---|
| 細胞外液 | 140 | 4 | 100 | 24 |
| 細胞内液 | 10 | 156 | 2 | 10 |
| 胃液 | 40〜60 | 10 | 100 | 0 |
| 十二指腸 | 90 | 10〜20 | 90 | 10〜20 |
| 小腸液 | 100 | 10 | 60 | 70 |
| 大腸液 | 130 | 20 | 20 | 30 |
| 胆汁 | 150 | 5 | 100 | 45 |
| 不感蒸泄 | 0 | 0 | 0 | 0 |

**表1**．血液検査では血液中に含まれる電解質を測定しているため，細胞外液中の電解質を見ているという点を理解することも重要です．

●体内に存在する電解質には，ナトリウム，カリウム，カルシウム，マグネシウム，クロール，リンなどさまざまなものがあり，細胞内外の代謝や生命維持など重要な役割を担っています．

●輸液製剤は，目的や用途に合わせて電解質が調整されており，患者の病態に合わせて考えられた輸液計画に基づいて投与を行います．経口摂取が困難な患者に対して行う維持輸液では，生理的に1日に喪失する水分や電解質を補うことを目的としているため，各電解質が適正な値で推移していることを確認することが重要です．

●しかし，臨床では嘔吐や下痢などによって，体液を喪失することも少なくありません．表1に示したように，体液中に含まれる電解質を理解し，これらが輸液によって補われているか，検査データを見ながら評価する必要があります．ここで，重要な電解質の一つであるナトリウムに注目したいと思います．ナトリウムは細胞内液と細胞外液の水分の移動を規定します．たとえば，われわれが塩（ナトリウム）を摂取するとします．ナトリウムは細胞内への移動が制限されているため，摂取したナトリウムは細胞外に留まります．これによって細胞外液の浸透圧が上昇し，細胞内から細胞外へ水分が移動することで浸透圧を調整しようとします　図2．また，細胞内液の減少は抗利尿ホルモン（ADH）の分泌上昇による水の排泄低下，口渇感の増加による飲水行動につながります．このように，ナトリウムは体内の水分調節に重要な役割を担っていることがわかります．

●では，輸液の指標としてどのように考えればよいでしょうか．たとえば，多量の下痢によって脱水となり，生理食塩水を投与している患者がいたとします．下痢が改善した後も輸液管理の見直しがされずに，継続して生理食塩水が投与されていた場合はどうなるでしょうか．生理食塩水には0.9％のNaCl（塩化ナトリウム）

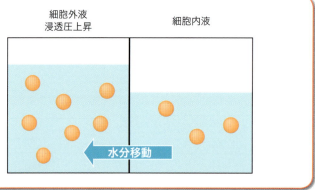

図2　浸透圧差による水分移動

を含有しているため，この患者に対してナトリウムの負荷を続けていることになります．たとえばこの患者に心不全の既往歴があるとすれば，ナトリウムの過剰摂取および輸液過多にともなう溢水につながる可能性もあります．この場合は，低張液輸液への変更や，経口摂取が可能ならば輸液の終了も提案できるかもしれません．このように，患者の病態の変化とともに電解質を評価し，輸液を調整することは医療者の重要な役割といえます．

- 次に，少し視点を変えて低張液輸液投与中の電解質について考えます．低張液輸液とはその名の通り，細胞外液と比して，ナトリウムの含有量が少ないのが特徴です．そのほかに，製剤によってはカリウムなどの電解質も調整されているため，絶食が続く患者などの維持輸液に適しています．臨床においても，維持輸液として目にすることは多いと思います．しかし，とても便利な低張液輸液ですが，注意すべき点もあります．それは，小児において低張液輸液が，低ナトリウム血症をひき起こす可能性があることです[2]．低ナトリウム血症と聞くと，看護とは関係のないように感じるかもしれませんが，低ナトリウム血症が転倒の危険因子にもなるという報告[3]があります．これを聞くと，看護師にとっても身近に感じるでしょう．

- このように，輸液療法中の電解質モニタリングは，投与されている輸液が適正か評価するうえで重要な指標となります．輸液によって電解質が正常に補正されているか，あるいは輸液による弊害が起きていないか，という視点をもつことが必要です．

[2] McNab S et al：140 mmol/L of sodium versus 77 mmol/L of sodium in maintenance intravenous fluid therapy for children in hospital (PIMS)：a randomised controlled double-blind trial. Lancet 385(9974)：1190-7, 2015
（エビデンスレベルⅡ）

[3] Renneboog B et al：Mild chronic hyponatremia is associated with falls, unsteadiness, and attention deficits. Am J Med 119(1)：71.e1-8, 2006
（エビデンスレベルⅣ）

エビデンス2

### 低張液輸液中の低ナトリウム血症

成人では明らかとなっていませんが，小児では維持輸液として低張液輸液を使用すると，低ナトリウム血症を発症することが報告されています．2015年に報告されたランダム化比較試験[2]では，輸液が必要な小児を対象に，等張液輸液と低

張液輸液を比較して，等張液輸液を使用したほうが低ナトリウム血症の発生が有意に少なかったとしています（オッズ比 0.31，95％信頼区間 0.16〜0.61，$p=0.01$）．臨床では，低張液輸液を使う機会は多いと思います．したがって，輸液の side effect として，頭の片隅に入れておくとよいかもしれません．いずれにせよ，"どの製剤だから"ということよりも，くり返しになりますが，輸液療法中は電解質を指標にモニタリングを行うことが重要だと思います．

## 輸液量の評価

● 次に輸液を「量」の視点で評価するための検査データを見ていきましょう．われわれは尿や便，不感蒸泄などによって水分や電解質を喪失します．臨床では発熱など，患者の状態によって，喪失分は変化します．輸液投与量が喪失分を上まわれば，当然脱水に傾きます．患者の状態は変化していくため，輸液が投与されているからといって安心はできません．このため，検査データを評価しながら輸液量の適正を判断していくことが必要です．

**臨床知 1　検査データ以外の所見にも目を向ける**

検査データは輸液の指標として重要な項目です．しかし，採取方法や保存状態など，さまざまな影響を受けます．したがって，検査データのみを過信することは，患者の状態を誤って評価する可能性も考えられます．そのため検査データを動的な指標の一つとして，皮膚の状態や心拍数，尿量などさまざまな所見と統合しながらアセスメントすることが大切です．こうすることで，検査データが輸液管理に，より生きてくると思います．

## 尿素窒素（BUN），血清クレアチニン（s-Cr），BUN/Cr 比

● 尿素窒素やクレアチニンと聞くと，腎機能の評価としてみる機会が多いと思います．しかし，輸液量の指標としても重要な項目です．尿素窒素（BUN）は蛋白質の最終産物として肝臓で産生され，尿に排泄されます．クレアチニンは BUN と同様に，肝臓で産生され腎臓で排泄されます．どちらも腎機能の低下によって，値は上昇します．BUN は腎機能の影響のほかに，蛋白摂取量や蛋白の異化，細胞外液量の低下による尿細管での再吸収の増加を反映して，変動します．一方で，血清クレアチニン（s-Cr）はこれらの変動を受けにくい特徴があります．つまり，細胞外液量が減少

しBUNが上昇すれば，BUN/Cr比は開大していきます．BUN/Cr比が20以上の場合は腎機能の低下だけではなく，細胞外液量の低下を示唆する所見となります．ただし，蛋白異化が亢進するような病態が存在する場合にも，BUNは上昇するので，解釈には注意が必要です．

## 尿検査

- ここで尿検査に注目してみましょう．血液検査に比して尿検査はあまり馴染みがないかもしれませんが，輸液の指標として重要です．

### 尿比重

- 脱水や循環血液量の減少が生じていると，尿細管機能に異常がなければ尿の濃縮が起こります．1.025以上の高比重尿を呈している場合は，輸液量が不足している可能性があります．また，輸液過剰の場合は尿の希釈が起こります．腎機能や患者の病態と合わせてアセスメントしましょう．

### 尿ナトリウム濃度

- ナトリウムは糸球体で濾過された後に，尿細管で大部分が再吸収され，尿中に排泄されるのは1%以下となります．通常は40～90 mEq/Lですが，脱水などにより体内の水分量が減少すると，ナトリウムの再吸収が亢進し，尿中に排泄されるナトリウムは減少します．このため，循環血液量減少や脱水の際には，尿中ナトリウム濃度は10～15 mEq/Lに低下します．

> **編集委員からの一口アドバイス**
>
> ◆**尿ナトリウム排泄分画 (fractional excretion of sodium：FENa)**
>
> 輸液を考えるときに腎機能の評価は重要ですが，BUN，クレアチニン以外にも確認しておきたい検査データの一つにFENaがあります．腎障害はおもに，腎前性障害（体液量の減少）か腎実質性障害かに分けられますが，その鑑別にFENaが用いられることが多いです．FENaは腎臓の糸球体で濾過されるNaのうち，何％が尿中に排泄されるか（尿細管で再吸収を受けないか）の指標です．定常時は糸球体で濾過された血液の99％は再吸収されるため，FENaの基準値は1％です．つまり，FENaが1％未満であれば，尿細管Na再吸収が多い＝体液量減少があると判断することができます．

**臨床知 2　じつは大事な尿検査**

みなさんは，尿検査の値を意識して見ているでしょうか．本文中を見ていただけるとわかるように，尿検査は腎臓の生理機能を反映しています．腎臓は電解質や水分調節と密接に関わっているため，輸液を評価する際は，血液検査と合わせて尿検査にも着目してみましょう．

## 乳酸値は輸液の指標になりうるか？

- 乳酸値（lactate）といえば，組織低灌流を反映する検査データとして代表的ですが，輸液の指標にもなりうるのでしょうか．2018年に公開されたSurviving Sepsis Campaign Bundle[4]では，

[4] Levy MM et al：The Surviving Sepsis Campaign Bundle：2018 update. Intensive Care Med 44（6）：925-8, 2018

| 表2 | hour-1 bundle |
|---|---|
| 1 | 血清乳酸値を測定する．初期の血清乳酸値が 2 mmol/L を超える場合は再測定を行う |
| 2 | 抗菌薬を投与する前に血液培養を採取する |
| 3 | 広域抗菌薬を投与する |
| 4 | 低血圧または血清乳酸値が 4 mmol/L 以上の場合に，30 mL/kg の晶質液を急速投与する |
| 5 | 蘇生輸液投与中または輸液投与後に血圧が低下する場合は，平均動脈血圧（MAP）を 65 mmHg 以上に維持するために昇圧薬を投与する |

（文献[4]を基に筆者和訳）

敗血症における初期治療を示した 1 時間バンドル（hour-1 bundle）として，初期輸液の判断を血清乳酸値が 4 mmol/L を超える場合，としています 表2 ．血清乳酸値は，重症患者の死亡率と関連しており[5]，早期に介入することが重要です．よって，敗血症における初期輸液の指標としては，有用な検査データといえます．

● 乳酸は嫌気的条件下において，エネルギーを生成する際の最終産物として産生されます．このため，血清乳酸値の上昇は組織低灌流を反映していると考えられます．しかし，血清乳酸値が上昇する原因は，嫌気性代謝の亢進のみならず，多岐にわたります[6]．つまり，組織低灌流だけが血清乳酸値上昇の原因とならないことを意味しています．このことは，輸液によって組織灌流が改善しているなかでも，乳酸値が上昇する可能性があることを示しています．したがって，血清乳酸値だけを指標に輸液管理を行うことはできないと考えられます．しかし，前述したように，重症な病態において，血清乳酸値は重要な検査データであることには変わりありません．重要なことは，検査データの特性や生理学的な反応を理解したうえで，数値と向き合うことだと思います．

[5] Vincent JL et al：The value of blood lactate kinetics in critically ill patients：a systematic review. Crit Care 20(1)：257, 2016
（エビデンスレベルⅠ）

[6] Andersen LW et al：Etiology and therapeutic approach to elevated lactate levels. Mayo Clin Proc 88(10)：1127-40, 2013
（エビデンスレベルⅤ）

## おわりに

● 輸液管理は医師の業務というイメージが強いと思いますが，冒頭でも述べたように，輸液は患者のアウトカムに関わります．刻々と変化する病態に合わせて，投与されている輸液ははたして目的を達成しているのか，あるいは適正なのか評価することは，看護師として重要な役割であるといえます．チーム医療が重要といわれている昨今だからこそ，医師や薬剤師だけではなく，看護師も輸液を評価していくことで，より質の高い医療につながるのではないでしょうか．本稿を読んだことで明日からの輸液，検査データの見方が変われば幸いです．

## 参考文献
1）飯野靖彦 編：特集「輸液療法パーフェクト」．レジデントノート（増刊）11（Suppl），2009
2）Medical Practice 編集委員会 編："第一線医師・研修医・コメディカルのための新・輸液ガイド‐縮刷版‐"．文光堂，2007

I. 輸液の基礎

# 高カロリー輸液の基礎知識
～成人患者における PN の基礎知識・文献レビュー～

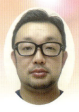

河北総合病院
（急性・重症患者看護専門看護師） 後藤 順一
ごとうじゅんいち

## エビデンス & 臨床知

### エビデンス
- ☑ 急性期患者の静脈栄養の初期投与は低カロリーとする．
- ☑ 静脈栄養の安全かつ効果的な開始時期のエビデンスはまだない．
- ☑ 蛋白質量は 1.2～2.0 g/kg/day 程度が望ましい．
- ☑ 高血糖のリスク的疾患がなければ，炭水化物は 3～3.5 g/kg/day が望ましい．
- ☑ 血糖管理は 120～150 mg/dL が望ましい．

### 臨床知
- ☑ 必要エネルギー，目標エネルギーの把握のために，体重，身長の把握は入院時より行う．
- ☑ 静脈栄養の早期離脱のため，嚥下咀嚼機能，口腔環境の把握を行う．
- ☑ サルコペニアの有無を判断し，早期離床と静脈栄養からの早期離脱を行う．
- ☑ 静脈栄養製剤の成分を把握し，患者に不足している栄養素とその症状をアセスメント．
- ☑ 静脈栄養投与中の血糖管理は不可欠である．

## はじめに

● 人体の細胞と器官は，ATP を生成して分子を合成するために栄養を必要とします．したがって，器官とシステムの機能，そして最終的には生命機能維持のために，栄養素の適切な供給が必要です．患者はしばしば経口摂取ができないため，経腸栄養（enteral nutrition：EN）または静脈栄養（parenteral nutrition：PN）が選択されます．PN は日本語でいう，完全静脈栄養，中心静脈栄養，高カロリー輸液などの TPN（total parenteral nutrition）や，末梢静脈栄養である PPN（partial parenteral nutrition）を一括して PN とよんでおり，厳密には区別はされていません．高カロリー輸液は，IVH（intravenous hyperalimentation）などともよばれますが，hyperalimentation は「多量の栄養を与える」という意味から，現在は IVH よりも TPN のほうが適切であるという意見が多く，国際的にも TPN を用いる方向になっています．

**著者プロフィール**（後藤順一）
日本医科大学高度救命救急センターに勤務後，聖路加国際大学博士前期課程を卒業．2012 年に急性・重症患者看護専門看護師資格取得．河北医療財団河北総合病院に現在在籍

- いずれにしてもPNの目的は患者に適切な栄養を投与することにありますが、患者に対する最適な栄養サポートは、現在議論の対象となっています。多くの患者があまりにも大量のまたは少なすぎるカロリーの投与を受け、ひいては、その摂取量は、それらの代謝ニーズに基づくものではありません。国際的には、ICU患者の低栄養の有病率は≦43%とされています[1]。Kvåleら[2]は、さらにICUに入院した患者の40%が入院中に10kgを超える体重を失ったと報告しています。これは、患者の代謝率が増加し、栄養の利用が損なわれるために起こります[3]。カロリー摂取量は、患者のクリティカルの状態により大きく異なります。したがって、適切な栄養サポートを投与することがより困難になります[4]。

## PNの開始のタイミング

- ENの欠点は、解剖学的な腸の不連続または内臓虚血の患者など、一部の患者では禁忌となることです。これらの患者はPNを選択する必要があります[5]。PN投与開始の適切なタイミングは今も議論となるトピックです。
- ヨーロッパ臨床栄養・代謝学会（European Society for Clinical Nutrition and Metabolism：ESPEN）ガイドライン[6]は、PNの投与をできるだけ早く開始することを推奨しています（ENが失敗した場合は2日以内）が、全米静脈経腸栄養学会（American Society for Parenteral and Enteral Nutrition：ASPEN）のガイドライン[7]では、低栄養状態がない状態であれば7日めまで待つことを推奨しています。ただし、重度の低栄養状態の患者、または栄養上のリスクが高い患者では、ENが失敗した場合、できるだけ早くPNを開始する必要があるとしています。
- PNの待機が推奨される理由は、PNがオートファジーを抑制してしまうためです。オートファジーとは細胞が自らの細胞内の蛋白質を分解する機能で、細胞内の異常な蛋白質の増加を防いだり、免疫応答、細胞小器官の毒性凝集体の除去などの、いわゆる細胞内のハウスキーピング機能に不可欠です。したがって、臓器不全からの回復にはオートファジーが必要になると考えられています[8]。とくにPNの積極的な栄養供給は、患者の体内の炎症反応を悪化させるという見解もあります[9]。これは、免疫機能障害の増加と感染に対する抵抗力の低下を介して発生し、感染率の増加をもたらします。

[1] Turner P：Providing optimal nutritional support on the intensive care unit：key challenges and practical solutions. Proc Nutr Soc 69(4)：574-81, 2010

[2] Kvåle R et al：Follow-up after intensive care：a single center study. Intensive Care Med 29(12)：2149-56, 2003

[3] Wandrag L et al：Identifying the factors that influence energy deficit in the adult intensive care unit：a mixed linear model analysis. J Hum Nutr Diet 24(3)：215-22, 2011

[4] Walker RN et al：Predictive equations for energy needs for the critically ill. Respir Care 54(4)：509-21, 2009

[5] Berger MM et al：Development and current use of parenteral nutrition in critical care - an opinion paper. Crit Care 18(4)：478, 2014

[6] Singer P et al：ESPEN Guidelines on Parenteral Nutrition：intensive care. Clin Nutr 28(4)：387-400, 2009

[7] McClave SA et al：Guidelines for the Provision and Assessment of Nutrition Support Therapy in the Adult Critically Ill Patient：Society of Critical Care Medicine (SCCM) and American Society for Parenteral and Enteral Nutrition (A.S.P.E.N.). JPEN J Parenter Enteral Nutr 40(2)：159-211, 2016

[8] Schetz M et al：Does artificial nutrition improve outcome of critical illness? Crit Care 17(1)：302, 2013

[9] Bengmark S：Nutrition of the critically ill - emphasis on liver and pancreas. Hepatobiliary Surg Nutr 1(1)：25-52, 2012

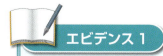

### PNの開始時期

Casaerらの調査[10]では成人の重症患者で不十分なENを補うために、ICUの成人患者を対象としたPNの早期開始群（ICU

[10] Casaer MP et al：Early versus late parenteral nutrition in critically ill adults. N Engl J Med 365(6)：506-17, 2011

入室後48時間以内）と後期開始群（ICU入室8日め）を比較しました．その結果，両群間の死亡率に有意な差はありませんでしたが，後期開始群のほうが感染症がより少ないという結果が出ました．またPNの開始の遅延は，人工呼吸器の持続時間の短縮，人工透析期間の短縮，ICU滞在日数の短縮，および医療費の削減[5][10][11]にも有意差が得られました．

Senaら[12]によると，早期PN（傷害後の最初の週に開始）が感染率の増加および死亡率の増加に関与する可能性があると報告し，Bostらによるレビュー[13]でも，早期PN（24～48時間以内）は重症患者の生存率に利点がないと結論付けています．

対照的にDoigらによる研究[14]では，早期（ICU入室の最初の日）のPNにより，人工呼吸器期間が大幅に減少したことを報告しています．しかしICU在室日数や死亡率には有意差をみとめませんでした．結論として，現在の研究レビューによりPNの早期投与（48時間以内）は行わない傾向にあります．ただし，PNの開始の安全かつ効果的な時期は不明のままです．

[11] de Aguilar-Nascimento JE et al：Optimal timing for the initiation of enteral and parenteral nutrition in critical medical and surgical conditions. Nutrition 28(9)：840-3, 2012

[12] Sena MJ et al：Early supplemental parenteral nutrition is associated with increased infectious complications in critically ill trauma patients. J Am Coll Surg 207(4)：459-67, 2008

[13] Bost RB et al：Timing of (supplemental) parenteral nutrition in critically ill patients：a systematic review. Ann Intensive Care 4：31, 2014

[14] Doig GS et al：Early parenteral nutrition in critically ill patients with short-term relative contraindications to early enteral nutrition：a randomized controlled trial. JAMA 309(20)：2130-8, 2013

## 臨床知 1　目標とされる患者のエネルギー量を予測しておく

現在の栄養管理において早期（入院後48時間以内）にENを開始することは知られています．しかし何らかの障害によりENが開始できない患者に対してPNが選択されますが，その際にキーとなるのはオートファジーであることは説明しました．実際臨床の場においてオートファジーを意識してPNを開始していることは少ないでしょう．入院早期の急性期患者に高カロリー輸液を開始することは少ないと思われます．臨床においてPNの開始時期は，患者の病態や重症度，感染の指標を確認しながら医師が開始時期を検討しています．そのため少なくとも看護師は患者の必要エネルギー量を計算し，患者の目標とされるエネルギー量を予測しておくことが必要となります．またその管理のため，患者の体重と身長，咀嚼嚥下機能，口腔環境の異常の有無は，入院時より継続的に把握しておくことも患者の栄養管理には欠かせない情報となります．

## 適切なエネルギー量

● ESPENガイドライン[6]によれば，栄養サポートの目的は，負のエネルギーバランスを減らすことができるように，測定されたエネルギー消費にできるだけ近い適切なエネルギー供給を提供するこ

とです．そのためには適切な熱量を測定する必要があります．

- 間接熱量測定法とは，呼気を利用してエネルギー消費量（energy expenditure：EE）を算出する方法です．体内では糖や脂質をおもなエネルギー源としてエネルギーを発生させています．そのエネルギーを発生させるためには，酸素が必要となります．そこで吸気と呼気の酸素量と二酸化炭素量を測定することで，体内で利用された酸素量が把握でき，利用された酸素量からエネルギー消費量を算出することができます．間接熱量の測定にもっともよく利用されるWeirの式[15]は，以下の通りです．

EE（energy expenditure）＝3.941×酸素摂取量＋1.106×二酸化炭素産生量－2.17×尿中窒素排泄量

[15] Weir JB：New methods for calculating metabolic rate with special reference to protein metabolism. J Physiol 109(1-2)：1-9, 1949

- 患者の低栄養状態が進めばサルコペニアといわれる状態になります．サルコペニアとは，進行性，全身性にみとめる筋肉量減少と筋力低下した状態です．低栄養を補うため，身体は筋と脂肪を溶解させそれを補おうとします．筋肉量は年齢により低下もしますが，入院中の患者ではおもに低栄養や侵襲，活動低下がサルコペニアを発生させるおもな要因となります．1日中ベッド上で安静にすごすことで，筋肉量は1日約0.5％，筋力は1日0.3〜4.2％減少します．侵襲では，一時的に代謝が低下する「傷害期」，代謝が亢進して骨格筋の分解が増加する「異化期」，炎症が改善して骨格筋や脂肪を合成できる「同化期」に時期が分類され，CRP 5 mg/dL以上を異化期，CRP 3 mg/dL以下を同化期と判断する目安があります．そのため感染が持続している状況が長く続けば，異化期が持続していることがいえ，その日数に比例して骨格筋の分解は進みます．

## エビデンス2

### 間接熱量を測定できない場合の対応

間接熱量には，酸素摂取量，二酸化炭素産生量，尿素窒素排泄量などの値が必要となります．間接熱量を測定できる人工呼吸器も販売されていますが，これら人工呼吸器を持たない医療施設では間接熱量を測定することは困難です．そのため，間接熱量測定を使用できない場合のエネルギー投与量の決定は，ESPENでは急性期の場合（ICU入室後48時間）≦25 kcal/kg/dayで急性期後（入院4日以上）では≦30 kcal/kg/dayを推奨しています[6]．重度の低栄養の患者は，最初に10 kcal/kg/dayとし，3〜4日にわたって25〜30 kcal/kg/dayに達するように徐々に増加させる必要があります．肥満（BMI 30≦）または過体重（BMI 25〜29）の患者では，エネルギー所要量は15 kcal/kg/dayまたは20 kcal/理想体重（kg）/dayを見積り投与することが推奨されています．同様に，

ASPEN[7] も間接熱量測定の使用を推奨しています．間接熱量測定ができない場合，25〜30 kcal/kg/day を使用して，エネルギー必要量を決定する必要があります．PN が必要な場合，低カロリー PN（≦20 kcal/kg/day または推定エネルギー必要量の 80％）が推奨されています．結論として患者の初期 PN は低カロリー摂取を示唆し 3〜4 日にかけて目標カロリーへと増加していきます．

**臨床知 2　サルコペニアの評価と予防**

PN でも EN でもともに栄養を管理するために重要な点は，エネルギーバランスを測定または推測し必要以上の負のエネルギー状態を減らすことと，そして低栄養によるサルコペニアに陥らせないことです．サルコペニアの有無を判断するためには，筋力低下（握力：男性 26 kg 未満，女性 18 kg 未満）もしくは身体機能低下（歩行速度 0.8 m/s 以下），かつ下腿周囲長が男性 30 cm 未満，女性 29 cm 未満の筋肉量減少をみとめた場合サルコペニアとします．サルコペニアに至らないためには，不要な安静臥床や禁食を避けて，適切な評価のうえで早期離床と PN からの早期離脱を行い早期経口摂取を行うことが重要です．異化期でも廃用性筋萎縮を予防するために，ADL は制限せず，最大筋力の 30％程度の筋力トレーニングを実施する必要があります．

## 適切な蛋白質と炭水化物量

● 先に述べましたが，いくつかの研究では初期 PN を低カロリーの摂食で開始した患者で改善された結果が示されています．しかしすべての研究が同様の結果が得られたわけではありません．これは，低カロリー栄養の効果が，投与された蛋白質の量に依存するためです．蛋白質の最小単位がアミノ酸です．自然界には数百種類のアミノ酸が存在しますが，そのうち身体を構成しているアミノ酸は 20 種類と少ないです．身体を構成するアミノ酸のうち，11 種類は身体の中で合成され不足を補うことができるアミノ酸です．これを非必須アミノ酸といいます．その逆に身体で合成できなく食事や EN，PN から摂取しなければならないアミノ酸を必須アミノ酸といいます　表1 ．

表1　身体を構成するアミノ酸

|  | アミノ酸名 |
|---|---|
| 必須アミノ酸<br>（9種） | BCAA（イソロイシン，ロイシン，バリン） |
|  | ヒスチジン |
|  | リジン（リシン） |
|  | メチオニン |
|  | フェニルアラニン |
|  | スレオニン（トレオニン） |
|  | トリプトファン |
| 非必須アミノ酸<br>（11種） | アスパラギン |
|  | アスパラギン酸 |
|  | アラニン |
|  | アルギニン |
|  | システイン・シスチン |
|  | グルタミン |
|  | グルタミン酸 |
|  | グリシン |
|  | プロリン |
|  | セリン |
|  | チロシン |

### エビデンス3

#### 推奨される蛋白質量

Weijsら[16]の報告では多量の蛋白質の早期摂取（≧1.2 g/kg/dayの摂取を入院4日めから）は，病院の死亡率の低下に関連していたことを報告しました．ESPENガイドライン[6]によると，推奨される蛋白質量は1.3〜1.5 g/理想体重（kg）/dayで，ASPENガイドライン[7]では，1.2〜2.0 g/理想体重（kg）/dayを推奨しています．

[16] Weijs PJ et al：Early high protein intake is associated with low mortality and energy overfeeding with high mortality in non-septic mechanically ventilated critically ill patients. Crit Care 18(6)：701, 2014

### 臨床知3　PN製剤の種類

私たちは日ごろ食事から，糖質，蛋白質，脂質，ビタミン，ミネラルの五大栄養素をバランスよく摂っています．経口で摂取できない患者はこれらをENやPNとして摂取する必要があります．PNはおもに表2の4種類の製剤に分けられます．それぞれの商品ごとに内容が

異なるため，患者に不足している栄養素は何かをアセスメントし，それぞれの栄養素の過不足による症状を観察することも重要な観察点となります．

> **表2** PN製剤の種類
> ①電解質＋糖質＋アミノ酸
> ②電解質＋糖質＋アミノ酸＋脂肪
> ③電解質＋糖質＋アミノ酸＋ビタミン剤
> ④電解質＋糖質＋アミノ酸＋ビタミン剤＋微量元素（中鉄，マンガン，銅，亜鉛など）

## 血糖管理

- 糖代謝異常はPNを実施するときには十分注意が必要です．経口で食事を摂った場合，糖質は消化管内で分解され単糖（グルコースなど）となり，小腸で吸収され，門脈を通過し，肝臓で取り込まれます．肝臓で処理しきれないグルコースは末梢の血液に流出し，血糖値が上昇します．通常使用されるPNは組成上20％程度のグルコースを含んでいます．静脈内に直接かつ継続的に投与されることにより，経口摂取で栄養素を摂った場合のような，臓器（胃，小腸，門脈，肝臓）の介入がなく，投与量や投与速度により，血糖値は変動しやすくなります．したがってPN中の血糖管理には定期的な血糖値，尿糖，尿中ケトン測定が必要となります．

### エビデンス4

#### PN中の血糖値の管理

PNの炭水化物の推奨用量は現在3〜3.5 g/kg/dayです．ただし，高血糖のリスクが高い患者（重症患者，糖尿病患者，敗血症患者，またはステロイド投与中の患者）には，低用量（1〜2 g/kg/day）が推奨されています[17]．
PN中の血糖値の管理は非常に重要です．Krinsley[18]は1,826人の患者を対象とした研究を発表し，平均血清グルコース値が80〜99 mg/dLの患者で死亡率がもっとも低く（9.6％），平均血清グルコース濃度が300 mg/dL以上の患者では有意に増加し（42.5％），ICU患者における軽度の血糖値上昇と病院死亡率の増加との関係を発見しました．Badawiら[19]は，約20万人の重症患者のうち，血中グルコース濃度が80〜110 mg/dLの患者の死亡率がもっとも低いことを報告しました．この死亡率は，高血糖症および低血糖症の重症度および期間とともに，血糖値の変動が大きくなるにつれて徐々に増加しました．このことから血糖値は術後感染と病院およびICU滞在期間の独立した予測因子となりました．しかし80

### ◆必須脂肪酸欠乏症

高カロリー輸液には，脂肪乳剤が含有されているものもありますが，多くは無脂肪製剤であり，高カロリー輸液施行時は必須脂肪酸欠乏症に気をつけなくていけません．必須脂肪酸が欠乏すると，発赤，脱毛，さらには毛細血管の脆弱化や易感染性になります．リノール酸およびαリノレン酸が必須脂肪酸ですが，必須脂肪酸は体内で合成できないため，必ず経口や経静脈から投与が必要になります．一方，脂肪製剤は，アミノ酸製剤などに比べ真菌類の増殖が促進されるなどといった病原体の増殖の問題や，重症患者では炎症反応増悪の危険性があるなど，適正使用に注意が必要です．しかし，必須脂肪酸欠乏症は脂肪製剤を投与しない静脈栄養管理下では，小児では2週間，成人では4週間で発症するともいわれていますから，高カロリー輸液管理が長期化するようであれば，脂肪乳剤の投与を検討する必要があります．

[17] Thibault R et al：Parenteral nutrition in the intensive care unit： cautious use improves outcome. Swiss Med Wkly 144：w13997, 2014

[18] Krinsley JS：Association between hyperglycemia and increased hospital mortality in a heterogeneous population of critically ill patients. Mayo Clin Proc 78（12）：1471-8, 2003

[19] Badawi O et al：Association between intensive care unit-acquired dysglycemia and in-hospital mortality. Crit Care Med 40（12）：3180-8, 2012

〜110 mg/dL のグルコース濃度の維持という集中的なインスリン療法が最良の臨床結果をもたらした反面，低血糖の最大のリスクももたらしました．そのため，Eakins の研究では，血糖値を 120〜150 mg/dL に維持すると予後が良くなり，低血糖による罹患率が低下することが確認されています[20]．ASPEN[7]では血糖濃度を 140〜180 mg/dL に維持することを推奨しています．

[20] Eakins J：Blood glucose control in the trauma patient. J Diabetes Sci Technol 3(6)：1373-6, 2009

### 臨床知 4　患者の血糖値の変動に注意する

人にはブドウ糖（グルコース）を処理する能力があります．これを耐糖能といいます．通常食事などで摂取されたグルコースは，小腸から吸収されエネルギー源として利用されます．そして血液中のグルコースをインスリンなどの作用により一定に保とうとします．これが耐糖能です．耐糖能が低下している患者，または現在の患者の耐糖能がわからない臨床の状況下で，急激にグルコース含有量が高い輸液を投与することは，血糖値が乱れてしまう可能性があります．そのため初期 PN にはグルコース含有量が低いものを投与します．市販の PN には 1 号や 2 号，3 号という種類が存在します．これはおもにグルコース含有量が違います．そのため，初期 PN の投与には 1 号液を選択し，患者の耐糖能を把握し安定化した時点で維持輸液（2 号液）に変更し，患者の目標カロリーまでめざすという方法を選択します．また，表3 の患者は血糖値の変化に十分な注意が必要です．たとえ糖尿病がない患者であっても，PN 中の患者は血糖値が変動することを予測して観察することが大切です．

**表3　PN 時の血糖値に注意が必要な状況**
- PN を開始または中止
- 輸液内容を変更
- 1 号液から 2 号液，3 号液とグルコースの投与量が変更
- 患者が重症化
- 侵襲（手術，外傷など）
- 敗血症に陥った
- ステロイド製剤の投与を開始
- インスリン量の変更
- 糖尿病
- 膵臓機能の低下
- 低栄養状態

コラム

# 近年の輸液・シリンジポンプ
～安全性の向上と業務の効率化を図るポンプシステム～

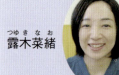

露木菜緒

国際医療福祉大学成田病院
準備事務局
（集中ケア認定看護師）

浜松医科大学医学部附属病院にてICU・救急部他勤務．同院副看護師長を経て，杏林大学医学部付属病院に勤務．2019年4月より，国際医療福祉大学成田病院 準備事務局
2004年 集中ケア認定看護師の資格を取得

## はじめに

- 近年，輸液ポンプやシリンジポンプは急性期領域から一般病棟まで，さまざまな場面で幅広く使用されるようになっています．一方で，輸液ポンプやシリンジポンプの投与速度の設定まちがいや薬剤取り違えなどのインシデントも増加しています．そこで，IT化の波は輸液・シリンジポンプにまで押し寄せ，いまではIT機能を搭載したポンプシステムが安全性の向上のために期待されています．

## 急性期領域用のIT機能を搭載したポンプシステム

- まず，急性期領域用のIT機能を搭載したポンプとして，テルモ社製の『スマートインフュージョンシステム（スマートポンプ）』を取り上げ，薬剤量の設定まちがい防止に役立つ薬剤ライブラリ機能や，薬剤の投与速度をリアルタイムに調節し目標血中薬物濃度を調節するTCI（Target Controlled Infusion）投与モード，業務の効率化に貢献する電子カルテなど病院内ITとの連携機能を紹介します．

### 薬剤ライブラリ機能

- あらかじめ，専用ソフトをインストールし，ポンプ本体と通信接続することで，ポンプ本体の動作履歴の読み出しや，薬剤名，濃度，投与単位などの薬剤情報が表示され確認できます 図1．これまでは各ポンプに薬剤名や濃度をテープなどに手書きで記載し

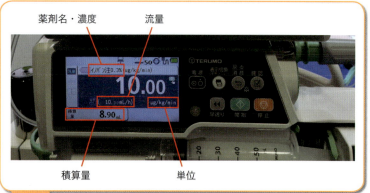

図1 シリンジポンプの薬剤情報表示画面

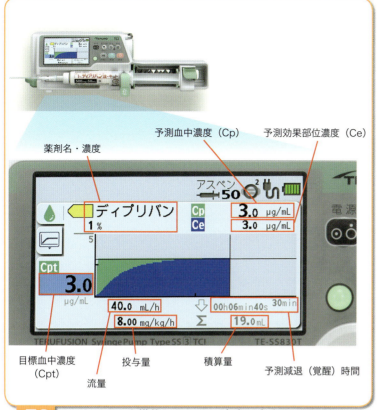

図2 TCIシステムを搭載したシリンジポンプ（テルモ社製）
（写真素材提供：テルモ）

ていたものが，ポンプ画面に表示されることで確認しやすく書く手間が省けます．また，カテコラミンなど体重当たりの投与量を考えるγ換算は，従来毎回電卓で計算していたものが，流量を変えても自動で計算し表示されます．

## TCI投与モード

- 手術時の静脈麻酔は投与速度を調節することにより麻酔深度を調節しますが，静脈麻酔はすみやかに意識を消失させることができる反面，麻酔深度の調整は濃度調整が繊細なため困難であるといわれています．薬剤の効果は血中濃度に依存するため，必要な血中濃度が得られるように薬剤の投与速度をコントロールできれば麻酔深度の調節も可能になります．そこで，静脈麻酔薬の薬物動態に基づいたコンピュータ補助式の投与方法であるTCI機能を用いることで，麻酔深度の調節が容易になりました．
- 『テルフュージョン®シリンジポンプSS型3TCI』図2は，アスペンジャパン社の『1％ディプリバン®注－キット』専用のポンプで，TCI投与モードを搭載しており，目標血中濃度と体重を設定するだけで，ディプリバン®の投与速度を自動計算してリアルタイムに調節し，麻酔導入や維持，覚醒時に適した麻酔深度を調節することができます．

## IT連携機能

- スマートポンプは，日本光電工業社の『Prime Gaia®』や日本電気社（NEC）の『MegaOakHR®』などの臨床システムとデータ連携機能があります．たとえば，フィリップス・ジャパン社の集中治療患者情報管理システム『Fortec ACSYS™』との連携では，投薬指示と紐づけすることでポンプの流量が薬剤ごとにリアルタイムで経過表に自動記録されます．従来は患者覚醒時の鎮静薬のボーラス（急速静注）時など，ボーラス量に誤差があるため正確量がわかりませんでしたが，連携することにより正確量が記載されます．流量変更時も手動記録では指示受けが実施後になるなど記録時間とずれが生じますが，連携することにより正確な流量変更時間が把握できます．また，スマートポンプの画面を模した「ポンプビューワー」では，各ポンプの稼動状況（開始，停止，警報）が確認できます．

## 一般病棟用のIT機能を搭載したポンプシステム

- 一般病棟用のIT機能を搭載したポンプとして，ニプロ社製の『セーフテック®輸液ポンプ』図3 を取り上げ，輸液ポンプのアラーム内容を遠隔で確認できるアラームシステムや，臨床工学室でポンプの稼動状況を確認できる医療機器管理システム『Me-ARC』を紹介します．

### アラームシステム

- これまでは，病室で輸液ポンプのアラームが鳴ると，患者がナースコールで知らせるなどして，看護師は病室まで足を運んでアラーム内容を確認していました．さらに，アラーム内容が輸液完了であれば，輸液を取りに再度ナースステーションへ戻っていました．
- セーフテック®輸液ポンプは，あらかじめ輸液ポンプに無線設定をしておけば，病室など患者のところへ行かなくても輸液ポンプのアラーム情報を確認することができます．患者ごと（輸液ポンプごと）に「気泡警報」「輸液完了」などと手持ちのスマートフォンやタブレットに通知されるため，アラームがずっと鳴りっぱなしになっていることもなく，「輸液完了」であれば，輸液を持って患者のところへ行くことができます．

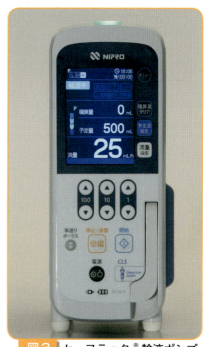

図3 セーフテック®輸液ポンプ（ニプロ社製）
（写真提供：ニプロ）

### Me-ARC

- 臨床工学技士は院内すべての医療機器のメンテナンスを担当して

おり，日常的な保守管理，各機器に生じた異常内容や修理履歴の管理もしています．輸液ポンプは日常的に使用されている医療機器であり，院内に散らばっているポンプを管理するのはなかなか大変です．

- Me-ARCは，臨床工学室から貸し出した輸液ポンプを遠隔監視でき，貸出後でも各ポンプの稼動状況を把握することが可能です．病棟1では6台輸液ポンプを貸し出し，稼働台数は2台で，現在なんのアラームが鳴っているかといったことまでわかります．たとえばアラーム内容が駆動系統などの機器の故障が疑われるものであれば，すみやかに交換などの対応が可能になります．また，輸液ポンプの履歴抽出や初期設定の一括設定，電子カルテと同期した時刻合わせなどが複数台同時に可能になります．

## IT以外のポンプの安全機能

### フリーフロー防止機能

- フリーフローとは，クレンメを閉じずに輸液ポンプから輸液セットを取り外すと，落差により輸液が一気に注入される現象のことをいいます．輸液ポンプのドアを開けるときは，必ずクレンメを閉じてからと指導していても，いまだになくならないインシデントです．最近は，輸液ポンプを開けると自動的にクランプされるなど，機器側でフリーフローを防止する機能を備え付けているものが増えてきています 図4．

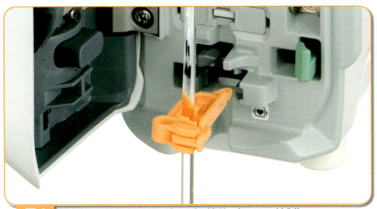

**図4** アンチフリーフロー（AFF）機能（テルモ社製）
ドアの開放と連動してAFFクリップが閉じ，ローラークレンメの閉じ忘れによるフリーフローのリスクを低減させる．
（写真提供：テルモ）

### 輸液ラインの閉塞対応

- 点滴ラインの閉塞はしばしば発生しますが，閉塞アラームは完全閉塞してから発動します．点滴ラインが完全閉塞する前に，輸液ラインの流路抵抗が上昇を表示したり，内圧を緩和させたりする

機能がついているものもあります．

## おわりに

- 以上のように，輸液ポンプも進化をしています．IT機能なども取り入れながら，輸液関連のインシデントを減少させ，安全性の向上と業務の効率化を図っていきたいですね．

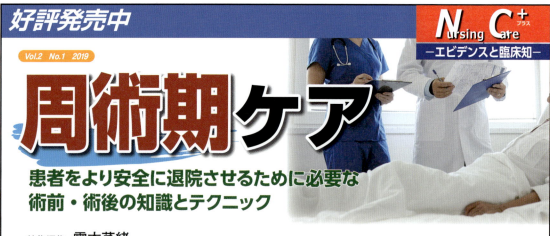

# Ⅱ. 重要疾患における輸液管理

## ○ 脱　水
〜知っているようで知らなかった!!　脱水の管理について学ぼう〜　　　382

## ○ 出　血
〜「輸液・輸血後の観察，今のままで大丈夫!?」輸液・輸血療法輸液反応性と合併症について〜　389

## ○ 心不全
〜心不全の病態を考えながら輸液管理を行おう〜　　　397

## ○ 敗血症
〜何をどれだけ，どのくらい？　その判断が難しい〜　　　404

II. 重要疾患における輸液管理

# 脱　水
~知っているようで知らなかった!!　脱水の管理について学ぼう~

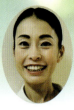

順天堂大学医学部附属順天堂医院
(主任，集中ケア認定看護師)　田村 典子
（たむら のりこ）

## エビデンス & 臨床知

### エビデンス
- ☑ 脱水は，細胞外液量減少（volume depletion）と細胞内液量減少をともなう（dehydration）ことの両方が含まれる．人体は60%が水であり，体液バランスを理解することが重要．
- ☑ 脱水はNa$^+$の濃度によって「高張性」「等張性」「低張性」脱水に分別される．脱水の種類によって輸液療法の内容も変わってくるため，適切な治療が必要である．

### 臨床知
- ☑ 行われている輸液療法の水分がどこの区域に影響しているかを考え，患者の生体反応を観察する．
- ☑ 脱水治療を理解することも大切だが，脱水にさせない予防的な介入が重要である．

## 人体の体液バランス

### 体液量の分布

- 人の体液量は体内総水分量（total body water），細胞内液（intra-cellular fluid），細胞外液（extracellur fluid）に分かれ，成人男性では体重の約60%を占めます．分布は細胞内液40%，細胞外液20%，細胞外液は間質液15%と血漿5%に分かれます 図1 ．一般に小児では水分量が多く，体重の70～80%を占めていますが，高齢者や皮下脂肪の多い女性ではその割合が約50%と少なくなっています．

### 体液の電解質組成

- 体液の電解質組成が細胞内外で異なるのは，細胞を包んでいる細

---

**著者プロフィール**（田村典子）

順天堂医療短期大学卒業後，2003年に順天堂医学部附属順天堂医院に入職
ハートセンターICU・CCU，脳外科病棟勤務後，主任に昇格
集中ケア認定看護師を2011年に取得し，心臓血管外科・腎臓内科病棟勤務後，2019年より外科系ICUにて現職
看護は「専門職であり総合職」だと思っています．スペシャリストとして精進しつつ，視野を広げて看護を続けていきたいと思います．

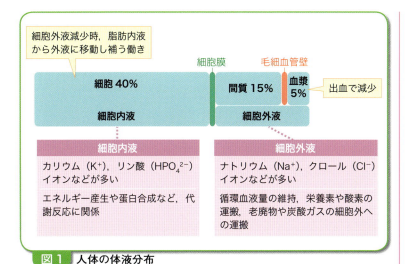

図1 人体の体液分布

胞膜が電解質の移動を制御しているためです．細胞膜は水は自由に通しますが，電解質などほとんどの物質の出入りを制御します．毛細血管壁は，水・電解質・アミノ酸のような低分子物質は自由に通しますが，血漿蛋白（アルブミンなど）のような高分子物質は通しません．蛋白質が血管内に留まり，血漿蛋白により血管内に水分が保持されます．

## 脱水の種類

- 脱水には大きく「水分欠乏性脱水」と「Na欠乏性脱水」に分別されます．
- 脱水は種々の要因で起こります．水分とNaのどちらが多く失われたかによって水分欠乏性脱水（高張性脱水）かNa欠乏性脱水（等張性脱水，低張性脱水）に大別されます．臨床的には水分とNaの両者が欠乏した混合性脱水がよくみられます．表1に脱水の種類と症状を表2に脱水の程度と症状を示します．

### 高張性脱水（水分欠乏型脱水）

- $Na^+$よりも，水が多く失われます．血漿浸透圧は上昇し，他の脱水症状と比較し，口渇が強いのが特徴です．高Na血症ともいわれます．
- 意識が正常であれば飲水行動が起こるため，それができない高熱患者，高齢者，意識障害患者で高張性脱水は起こりやすいです．

### 等張性脱水（Na欠乏型脱水）

- 体液量（細胞外液量）が欠乏し，細胞外液の浸透圧と等しい体液が失われます．
- 血漿浸透圧は変化せず，細胞内から細胞外への水の移動は起こら

## 表1 脱水の種類と症状

| | 低張性（Na欠乏） | 等張性（Na欠乏） | 高張性（水分欠乏） | |
|---|---|---|---|---|
| 水分の移行<br>循環血漿量 | 細胞内に移行<br>減少が強い | 細胞内⇔細胞外 | 細胞内→細胞外 | |
| 血清Na（mEq/L） | 135以下 | 135〜150 | 150以上 | |
| 細胞外液量<br>細胞内液量 | ↓↓↓<br>↑ | ↓↓<br>→ | →〜↓<br>↓ | |
| 口渇 | なし | ときにあり | 著明 | |
| Turgor | ↓↓ | ↓ | →〜↓ | |
| 反射 | 減弱 | さまざま | 亢進 | |
| 粘膜 | やや湿 | 乾燥 | 乾燥著明 | |
| 体温 | ↓ | ↓ | ↑（発熱） | |
| 意識状態 | 昏睡 | 無欲状 | 興奮 | |
| 脈拍 | 速，弱 | 速 | やや速 | |
| 末梢循環不全 | あり | 軽度あり | なし〜軽度あり | |
| 血圧 | 著明に低下 | 低下 | やや低下 | |

（循環不全／細胞内液減少）

※尿量減少が脱水の初発症状．血清K濃度は原疾患，アシドーシスの有無によりさまざま
※細胞外液量減少……頻脈，血圧低下，末梢循環不全←循環血漿量の低下
※細胞内液量増加……頭痛，嘔吐，けいれん，意識障害
※細胞内液量減少……口渇，口腔粘膜の乾燥

（文献[1]を参照して作成）

[1] "イヤーノート2020 内科・外科編"．メディックメディア，2019

## 表2 脱水の程度と症状

| 所見 | | 軽症 | 中等症 | 重症 |
|---|---|---|---|---|
| 体重減少 | | 3% | 6% | 9% |
| 意識障害 | | 軽度 | 嗜眠・興奮 | 昏睡 |
| 循環障害 | 血圧 | 正常 | 低下 | 高度低下 |
| | 脈拍 | 正常 | 増加 | 高度増加 |
| 腋窩 | | 湿潤 | 乾燥 | 高度乾燥 |
| 皮膚のツルゴール | | 軽度低下 | 低下 | 高度低下 |
| 粘膜の乾燥 | | 軽度 | 中等量 | 高度 |
| 尿量（mL/日） | | 減少 | 乏尿（＜400） | 無尿（＜100） |

（文献[1]を参照して作成）

ないため，循環血漿量の減少により血圧低下などがみられます．
- 多量な出血，嘔吐，下痢などによる細胞外液が急速に喪失した場合に起こります．また，手術による侵襲やイレウスなどによって血管内水分が失われたときに起きます．

## 低張性脱水（Na欠乏型脱水）

- 体液量（細胞外液量）が欠乏している状態です．
- Naが水分よりも多く失われます．細胞外液の浸透圧が減少し，

その結果，細胞内に水分が移行して細胞外液量がさらに減少します．利尿薬の過剰投与，脱水時の不適切治療などで医原性が多いです．

## 脱水時の輸液治療

### 水分欠乏型脱水

- 細胞内液を含む身体全体から水分が失われるため，細胞内液まで水分を補給できる KN3 号輸液などの維持液類や 5％ブドウ糖液などが投与されます．
- 維持液類（1〜4 号液）は体液より電解質濃度が低い輸液のため，細胞内液を含む身体全体への水分補給が可能です．5％ブドウ糖が配合されていますが，ブドウ糖は代謝され自由水として身体全体（細胞内外）に水分が補給されます．
- 維持液は，基本的に生理食塩水（Na）と 5％ブドウ糖の配合を変えることで作られています．Na 濃度が低いほど糖の配分が多いため，補充のターゲットは細胞内液になります．Na 濃度：1号液 > 2 号液 > 3 号液 > 4 号液となります．1 号液，2 号液は Na 補給効果，3 号液，4 号液は水分補給効果があります．
- 高 Na 血症は，細胞外液の喪失から起こるので，輸液による補正を行います．尿崩症などの細胞外液を喪失していない高 Na 血症は，自由水の補正を行うとともに中枢性尿崩症に対してはバソプレシンの投薬を行います[2]．

[2] Paul L. Marino：“ICU ブック第 4 版”稲田英一 訳．メディカル・サイエンス・インターナショナル, pp531-59, 2015

### Na 欠乏型脱水

- けがや手術による出血，嘔吐・下痢などで体液が急に減少し，細胞外液が失われるため，細胞外液補充液（等張電解質輸液）を投与します
- 嘔吐による胃酸の喪失には，胃酸の成分である $Cl^-$ を多く含む生理食塩水をおもに投与します．下痢による腸液の喪失には，腸液の成分の $HCO_3^-$ を含む重炭酸リンゲル液や乳酸（酢酸）リンゲル液を投与します
- けがや出血による体液の喪失には，乳酸リンゲル液や，血管内に水分を保持する働きがある血漿増量剤の投与や輸血が行われます．
- 低 Na 血症では神経症状が起こり，意識レベルが低下し，けいれんが起こることがあります．急激な Na 補正は中心髄鞘崩壊をまねくため，補正はゆっくり（0.5〜1 mEq/時）行い，症状の軽快，または 125 mEq を目標に補正します[3]．

[3] 飯野靖彦 監：“輸液・栄養読本［水・電解質輸液編］”. 大塚製薬工場, 2014

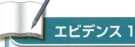

### エビデンス1

#### 高血糖で低Na血症になるのはなぜ

重度の高血糖では血症$Na^+$が低下します．体内で糖は$Na^+$と同じように水を細胞外へ引き出す作用があり，細胞外液が増加すると相対的に低Na血症を呈します．血糖100 mg/dL上昇するごとにNa値は2.4 mEq/L低下するといわれています．高血糖が原因である高張性低Na血症の場合，高血糖を改善すればNa値は補充しなくとも上昇します[4]．安易にNa補正を行うのではなく，インスリン療法により高血糖の改善を図ることが大切です．

[4] 中川 遥：水・電解質 電解質補正とその根拠. ICNR 5(1)：24-32, 2018

### エビデンス2

#### 血管内脱水にアルブミン投与は有効か

侵襲を受けると血管透過性が亢進し，水分が非機能的細胞外液として間質に移動します．この移動した水分を血管内に戻すためアルブミン製剤（膠質）を使用します．アルブミン製剤を投与すると，浸透圧が高くなり間質に移動した非機能的細胞外液が血管内に引き戻されます．アルブミン1gに水分約20 mLが引きつけられます．25％のアルブミン製剤では，約12.5 gの人血清アルブミンが含有され，さらに人血漿より6倍程度濃縮されているため，血中の膠質浸透圧を高め組織中の体液を血管内に移行させ，循環血漿量を正常化することができます[5]．しかし，敗血症患者の血管内容量減少性ショックにおいて，アルブミン投与後の死亡率は改善しなかったという報告もあります．とはいえ，大量の輸液を必要としたり，低アルブミン血症がある場合などは，患者の状態に応じた投与が求められます[6]．

[5] 一般社団法人日本輸血・細胞治療学会「科学的根拠に基づいたアルブミン製剤の使用ガイドライン（平成27年6月1日）」(2019.8参照)
※強い推奨

[6] 西田 修 他："日本版敗血症診療ガイドライン2016". 日集中医誌 24（Suppl 2), 2017

## 輸液治療中の看護

- 輸液は看護師は処方しませんが，投与する輸液とその効果，副作用などをモニタリングするのは看護師の仕事です．輸液の目的を理解し，細胞内液の補充なのか，細胞外液の補充なのかを考え，輸液療法での反応を観察します．
- 維持輸液量は「維持輸液量＝尿量＋不感蒸泄－代謝水」で求められるので，通常「尿量＋600 mL」で計算されます．バランスシートを作成し，水分出納，体液量の推移，輸液の過不足を記録します．
- 輸液投与中・後に血圧，脈拍，尿量，尿比重・性状，体温，口腔，

意識レベルなど変化を観察し記録に残します．脱水補正の大量輸液後は，リフィリング期による急性肺水腫，急性心不全が起こる可能性があるため，一日尿量や呼吸音聴取，SPO₂ モニタの装着，気道分泌物の性状，呼吸困難感などの自覚症状の観察が必要です[7]．

[7] 卯野木健：第7部 水と電解質のアセスメントと管理．"クリティカルケア看護入門—"声にならない訴え"を理解する—"．ライフサポート社, pp112-6, 2008

### 臨床知 1　リフィリング期に入る時期を予測しながらケアをする

リフィリング期に「入った」という明確なサインはありません．リフィリング期に入ってから患者の呼吸状態や循環動態の悪化に慌てるのではなく，患者が，何らかの侵襲を受けてからの生体反応を経時点に観察し，いつごろリフィリング期に入るかを予想しケアを行いましょう．事前に生体監視モニタを装着したり，酸素投与，吸引ができる準備をしましょう．スタッフ間での情報共有も行い，患者の状態変化時に備えます．

## 脱水時の看護

- 脱水時の看護を 図2 にまとめました．脱水症出現後のすみやかな対応も大切ですが，脱水予防の看護が大切です．患者の状態変化に気づき，医師と連携をとり対応しましょう．

[8] 山勢博彰 編著："クリティカルケア看護のQ&A"．医学書院, pp133-4, 2006

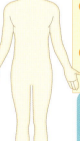

①原因検索
- 意識レベルの低下，経口摂取量，下痢・嘔吐の有無，利尿薬の量と種類など

②緊急度の把握
- 水分欠乏性なのか Na 欠乏性なのか
- ショック症状は起こしていないか
- 循環は保持できているか

③水分出納管理
- 入院時から状態悪化までの体重の推移，尿量，尿比重，性状を把握する
- 腎機能の上昇はないか

すみやかに医師に報告し輸液療法の準備

検査データをみること

水分欠乏性脱水
血清 Na・K 濃度，尿中 Na 濃度，血清浸透圧，ADH 上昇

Na 欠乏性脱水
Ht，血清 TP，BUN 上昇，血清 Na・K 濃度，血清浸透圧・中心静脈圧の上昇

- 尿量は通常 0.5 mL〜1 mL/kg/時以上を確保する
- 尿量が 0.5 mL/kg/時を切った場合は医師に報告
- 尿比重の正常値は 1.007〜1.025．高比重尿には注意．尿の性状も観察

図2　脱水時の看護（文献[8]を参照して作成）

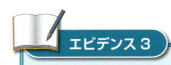

## 高齢者の脱水に気づくには

脱水の前駆症状として，口渇，皮膚乾燥，眼窩陥没，体温上昇，ツルゴール反射[①]，毛細血管再充満時間の低下などがありますが，どれもエビデンスが確立していない現状です[9]。梶井は「家庭で暮らす70歳以上の健康高齢者117名と療養型病院に入院中の患者267名に対して血清浸透圧による脱水症の検出が実施された結果，いずれの集団においても高血清浸透圧（高張性脱水症）の該当率が3割とされている」[10]と述べています。高齢者の主観的指標は個人差が大きく，観察には注意が必要です。また，医療者に苦痛を訴えない，我慢するなどの世代的な特徴も踏まえ，患者を総合的に評価し必要であれば血液データとも合わせて予防的介入を行います。

[①] 本頁下欄「編集委員からの一口アドバイス」参照．

[9] 奥山真由美 他：地域高齢者の脱水症のリスク評価指標の検討―口腔内水分量と腋窩皮膚湿潤度の活用可能性―．山陽論叢 21：19-23, 2014

[10] 梶井文子：健康高齢者の脱水状態の早期発見のためのアセスメント項目の開発に関する研究．日健栄システム会誌 3：225-34, 2003
（エビデンスレベルⅡ）

### 臨床知 2　高齢患者の脱水に注意

以前ADLも自立し水分出納チェックも終了した退院間近の高齢患者の水分欠乏性脱水を経験しました．活気がなく，患者の水分出納を確認すると，経口摂取水分量が配膳時のお茶だけ（300 mL/日）で，体重も入院前より6 kg減少していました．Hooperらは「高齢者においては，体内水分量の減少，尿濃縮力の低下，口渇中枢機能の鈍化，水分摂取の不足などにより，脱水症でなくても潜在的な体液不足の状況に陥りやすいとされている」[11]と述べており，患者の全身状態が安定していても，高齢患者の水分出納（摂取量と排泄量，体重変化）は注意して介入しましょう．

[11] Hooper L et al：Water-loss dehydration and aging. Mech Ageing Dev 136-137：50-8, 2014

### 参考文献

1）谷口英喜 他：高齢者用かくれ脱水発見シートの開発―介護老人福祉施設の通所者を対象とした検討―．日老医誌 52：359-66, 2015（エビデンス3，臨床知2の記載にあたり参照した）

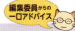

ツルゴールとは，トルゴールとも言うそうです．意味は，皮膚に張りと緊張がある状態のことを示します．
基本的には爪を立てないで皮膚をつまみ上げた後に離して，元の健常な張りのある状態に戻るまでの時間を計測評価します．通常，その基準時間は2秒程度以内です．3秒以上を要したら「脱水」を疑います．適応部位は，高齢者が前胸部の皮膚，それ以外では手の甲や前腕の皮膚を選択します．しかし，高齢者のなかには皮膚の張りがとても低い方もいるので判断が難しい場合もあります．
また，医療環境によりますが，パルスオキシメータの波形や血圧から得られる脈圧の呼吸性変動などを加味して評価することが重要です．

## II. 重要疾患における輸液管理

# 出血
~「輸液・輸血後の観察，今のままで大丈夫⁉」輸液・輸血療法輸液反応性と合併症について~

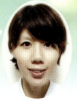

日本赤十字社 前橋赤十字病院
ICU（看護係長，集中ケア認定看護師，特定看護師）　阿部　絵美（写真）
同 ICU（看護師）　市川　祥吾

## エビデンス&臨床知

### エビデンス
- ☑ 出血性ショックの補充輸液としては晶質液が好まれて使用される．
- ☑ 大量輸血プロトコール（massive transfusion protocol：MTP）の導入，FFP（新鮮凍結血漿），PC（血小板濃縮製剤）の投与が有効．

### 臨床知
- ☑ 血清乳酸値（lactate）は輸液反応性を評価する重要な指標ではあるが，それだけを指標とせずにフィジカルアセスメントも慎重に実施する．
- ☑ 大量輸液・輸血療法は，状態を悪化させるリスクもある．

## 出血と代償反応

- 人間の血液量は標準体型の男性で5L，女性は3Lとされています．この血液量は総体液量のわずか10～12％であり，出血に対する耐性のなさの重要な因子となっています．
- 急性出血では，容量不足を回復するために2つの代償性反応が起こります．1つめの反応は血液量の減少に対して血管外から血管内へ間質液が移動，また交感神経が賦活化し血管収縮や心収縮を強化し循環を維持しようとするものです．2つめの反応は腎灌流の減少によるレニン-アンジオテンシン-アルドステロン系の活性化で，尿細管に作用しナトリウム再吸収を促進し循環血液量を増加させるものです．これら2つの代償反応は，全血液量の15～20％の出血であれば完全に補うことができます．この代償反応が破綻すると出血性ショックに陥ります．

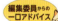

編集委員からの一口アドバイス

出血性ショックは，失血による循環血液量の減少，赤血球低下，凝固因子低下，止血機構反応と線維素溶解反応の同時活性化，種々の代償機構などによって，凝固・線溶障害，低体温，アシドーシスへと進行すると生命が危ぶまれます．
外傷を受傷した際には，組織損傷が凝固障害を促進し，出血部位から離れた部位の血管内皮のグリコカリックスが放出，逸脱して，血管透過性が亢進し，凝固障害がさらに悪化します．

### 著者プロフィール（阿部絵美）
2003年入職，2005年よりICUに配属．2013年に集中ケア認定看護師の資格を取得し，2017年より看護係長として勤務．その他3学会合同呼吸療法認定士，米国集中治療医学会FCCSプロバイダー，日本救急医学会認定ICLSインストラクターなどの資格を取得

## 循環血液量減少性ショック＝出血性ショックとは……

- 循環は「血液量」「血管抵抗」「心拍出量」の３つの要素で維持されています．これらの要素のいずれかが破綻することによって起こった急性全身循環障害の状態をショックといいます．ショックの定義は，「生体に対する侵襲あるいは侵襲に対する生体反応の結果，重要臓器の血流が維持できなくなり，細胞の代謝障害や臓器障害が起こり生命の危機に至る急性の症候群」[1]であり，細胞や組織が必要とする酸素需要と供給のバランスが崩れた状態を指しています．出血性ショックとは，血管外に血液成分が漏出し，それにより循環血液量が減少することにより生じるため，循環血液量減少性ショックの一つに分類されます．原因疾患として，外傷による血管損傷や骨盤骨折，大動脈破裂，消化管出血，子宮破裂などが挙げられます．

[1] 日本救急医学会「医学用語 解説集 —ショック」
http://www.jaam.jp/html/dictionary/dictionary/word/0823.htm（2019.9 参照）

## 出血性ショックの重症度とは？

- 大量出血をともなう患者では，動脈瘤破裂や上部消化管出血の血管破綻部位において，消費性凝固障害や，血管内皮障害，虚血再灌流障害，炎症などによって凝固異常・線溶亢進が起こり，出血傾向となります．とくに外傷による急性期死亡の20〜40％は出血が原因であり，そのうち50％以上が凝固障害をきたしている[2]といわれています．**心臓血管外科手術**では，人工心肺使用にともなう希釈性凝固障害，凝固因子活性化，血小板消費により止血困難となるリスクが高いです．**産科**では突如大量出血をきたす症例があり，たとえば常位胎盤早期剥離，羊水塞栓症などでは，出血量の少ない早期より播種性血管内凝固症候群（DIC）をはじめとする凝固障害をともないます．よって領域ごとに大量出血の病態はさまざまであり，出血量の予想はできますが実際の出血量を知ることは不可能なことが多いのではないかと考えられます．

[2] 日本外傷学会，日本救急医学会 監："外傷初期診療ガイドライン 改訂第5版"．へるす出版，2016

- 出血性ショックの重症度分類に着目すると，たとえばクラスⅢの出血量が循環血液量の30〜40％（成人体重70 kg 想定で1,500〜2,000 mL）を超えて初めて収縮期血圧の低下がみとめられます．これは非代償性出血または出血性ショックの発現期であり，血管収縮反応ではもはや血圧と臓器灌流を維持できなくなります 表1 [2]．

- クラスⅠにあたる全血液量の15％以下（≦10 mL/kg）の出血では，毛細血管充満により完全代償されます．血液量は維持されるので，臨床所見は問題なく，循環血液量の補充は必要ないと考えられます．

- クラスⅡでは全血液量の15〜30％の出血であり，循環血液量の代償期にあたり，血管収縮によって血圧は維持されます．起立性の心拍数変化や血圧変化がみられるかもしれませんが，これらの所見は出血の指標として確かなものではなく，循環血液量減少は

**編集委員からの 一口アドバイス**

大量失血した状態にある患者の多くは，代償機構が迅速かつ強度に作動するため，循環血液量の30％程度が失われるまでは，著しい血圧の低下はありません．しかし，出血性ショックの前触れサインは，なんとなく不安を感じる，換気回数漸増（頻呼吸），末梢脈拍力の低下，四肢冷感，蒼白あるいは斑紋状の皮膚変化です．

| 表1 | 出血性ショックの重症度 | | | |
|---|---|---|---|---|
| | クラスⅠ | クラスⅡ | クラスⅢ | クラスⅣ |
| 出血量（mL） | <750 | 750〜1,500 | 1,500〜2,000 | >2,000 |
| ％循環血液量 | <15% | 15〜30 | 30〜40 | >40 |
| 脈拍数 | <100 | >100 | >120 | >140 か徐脈 |
| 血圧 | 不変 | 拡張期血圧↑ | 収縮期血圧↓ 拡張期血圧↓ | 収縮期血圧↓ 拡張期血圧↓ |
| 呼吸数 | 14〜20 | 20〜30 | 30〜40 | >40 か無呼吸 |
| 意識レベル | 軽度不安 | 不安 | 不安・不穏 | 不穏・無気力 |

（文献2を参照して作成）

臨床症状を示さないこともあります.
- クラスⅣでは全血液量の40％以上の出血であり，著しい出血性ショックとなり，不可逆的になる可能性があります. 多臓器不全や代謝性アシドーシスが臨床徴候となります.

## 出血に対する輸液療法の目的

- 輸液蘇生の最大の目的は，輸液をすることで静脈還流を増加させ，一回拍出量および心拍出量を増加させることです. 結果的に酸素供給量を増加させ，重要臓器や組織の酸素供給バランスを改善することにあります. "ボリュームが足りない"から輸液を行うのではなく，"循環不全を改善したい"ために輸液製剤の選択や量を調整しています. したがって，何らかの所見から最終的に"輸液を行う"という治療につながるということは，重要臓器や組織の酸素供給バランスが崩れていると診断する，あるいはそのようなことが予測される状態であるといえます.

## 補充輸液製剤の種類と選択

- 心拍出量を増加させる輸液は，晶質液と膠質液があります. 血漿は凝固因子の補充のために使用され，循環血液量増量剤としては使用されません. 晶質液と膠質液の違いを簡単に説明します. ①晶質液はナトリウムが豊富な電解質溶液で，細胞外液腔に分布し細胞外液量を増やします. ②膠質液は，容易には血管外へ漏出しない大きな分子を含有しています. 血管内に留まる分子が水分を保持し，結果的に膠質液は主として血管内（血漿）容量を増加させます 表2 [3][4].
- 晶質液と膠質液が心拍出量に及ぼす影響を 図1 [5] に示します. 膠質液が心拍出量増加にもっとも効果的で，乳酸リンゲル液はおよそ2倍を輸液しているのに，膠質液の25％程度の効果しかないことが考えられます.

[3] 千代孝夫 他：出血性ショックの輸液管理と体液ケアを行う. 急性・重症患者ケア 2(1)：146-53, 2013

[4] 日比野将也 他：輸液の薬理学〜薬物としての輸液製剤を考える〜. INTENSIVIST 9(2)：273-88, 2017

[5] Paul L. Marino："ICUブック第4版" 稲田英一 訳. メディカル・サイエンス・インターナショナル, p172, 2015

表2 補充輸液の種類

| 輸液の種類 | 輸液製剤 | 使用目的 |
|---|---|---|
| ①膠質液 | アルブミン溶液（5%・25%）<br>デキストラン | 血漿量増量 |
| ②晶質液 | 生理食塩液<br>乳酸リンゲル液 | 細胞外液量増量 |
| ③赤血球濃厚液 | 赤血球液 | 血中酸素含有量の増加 |
| ④保存血漿 | 新鮮凍結血漿 | 凝固因子の補充 |
| ⑤凝固因子濃縮製剤 | クリオプレシピテート | 小用量でのフィブリノゲン補充 |
| ⑥血小板濃厚液 | 保存血小板 | 血小板数の回復 |

（文献3,4を参照して作成）

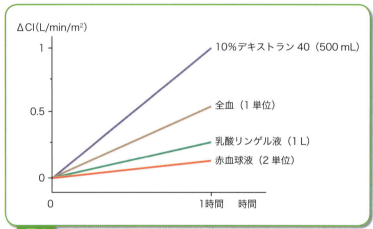

図1 晶質液と膠質液が心拍出量に及ぼす影響 （文献5を参照して作成）

### エビデンス 1

**膠質液よりも晶質液が好まれる**

このように膠質液のほうが，血漿量増加と心拍出量増加に優れているのもかかわらず，過去50年間で出血性ショックの補充輸液として晶質液が推奨されてきました．これには単価の問題もありますが，膠質液による補充療法で死亡率を改善する効果はないという理由からとされています[6]．

[6] Santry HP et al：Fluid resuscitation：past, present, and the future. Shock 33(3)：229-41, 2010

- よって，大量出血（循環血液量減少）により循環不全に陥っている患者に対して，出血量が不明なときや出血から時間が経過しており二次的に組織間液の減少もともなっている場合には，初期輸液として温めた細胞外液＝晶質液（乳酸リンゲル液もしくは酢酸リンゲル液など糖を含まない等張電解質輸液）を，成人では1～2L（小児では20 mL/kg）を目安に急速投与する[1]とされています．

## 輸液反応性と生命維持の理解

● これまでにおけるクリティカル領域における輸液の大量使用の懸念から，近年では経験的な方法で輸液を行う前に，患者の輸液に対する反応性を評価するようになりました．輸液に対する反応性から循環動態を評価することは，看護師にとっても重要な役割であります．しかし，輸液反応性を正確に予測するのは簡単なことではありません．ショックは進行すればするほど不可逆的な状態に陥るとされているため，早期に大量出血に対する輸液と3つの反応 表3 [3] をとらえ，これからどのような治療を行っていくのか，生命維持の理解と蘇生の手順を整理しておく必要があります．よって看護師は予測をもって観察，評価，行動，準備することが必要になります．

**表3** 大量出血に対する初期急速輸液と3つの反応

| ① responder（反応群） | ② transient responder（一過性に反応した群） | ③ non-responder（無反応群） |
|---|---|---|
| ● 初期輸液療法で循環の安定が得られる． | ● 初期輸液療法により循環は安定するが，輸液の減量で再び循環が悪化する． | ● 初期輸液療法を行っても循環が安定しない． |
| ● 滴下量を維持量に落としてもショック症状が出現しない．⇒通常20%以下の出血にとどまっていると考えられ，それ以上の輸液・輸血，止血術を必要としない． | ● 持続する出血や不十分な蘇生を示唆する．● 重症度が高くなるリスクをはらんでいる．● 輸血と積極的な止血が必要となる可能性が高い． | ● 出血量は循環血液量の40%を超えてくると推測される．● 緊急度・重症度がきわめて高く，死が切迫していると考えられる．⇒気管挿管の適応となり，ただちに輸血を開始し，緊急手術が必要となる． |

（文献[3]を参照して作成）

## 血清乳酸値が上昇した場合の対応について

● 活動性の出血では，好気性エネルギー代謝を維持できなくなる程度まで全身への酸素供給量が減少することがあります．その結果，嫌気性エネルギー代謝による乳酸産生の増加をともないます．この状態は，臨床的には出血性ショック状態であり，血清乳酸濃度上昇を特徴として，全血液量の30%の出血量でこのような状態となります．血清乳酸値は2 mmol/Lが高値の閾値とされていますが，4 mmol/Lを超えると死亡率が上昇します[3]．よって4 mmol/Lが生命にかかわる血清乳酸値上昇の閾値としてしばしば使用されます．

> **臨床知 1　血清乳酸値のみでの評価は避ける**
>
> 血清乳酸値は輸液反応性をアセスメントするうえで重要な指標となりますが，血清乳酸値の上昇は組織低酸素だけでなく，ストレス反応にともなう好気性代謝の亢進でも生じ，蘇生が達成されつつある状況でも高値が持続する場合もあるため，血清乳酸値の絶対値のみを指標としてはいけません[7]．血清乳酸値高値の持続は何らかの異常を示唆する状態であり，その原因検索を行いますが，循環動態が安定し臓器不全の進行がないと判断されれば，輸液量の調整などの検討も必要となります．血清乳酸値だけでなく，バイタルサインや身体所見を合わせて患者の状態を評価する必要があります．

[7] Marik PE et al：Lactate clearance as a target of therapy in sepsis：a flawed paradigm. OA Critical Care 1(1)：3, 2013

## 大量輸液・輸血療法による合併症

- 大量出血では，初期から凝固障害・血小板機能低下が存在する可能性があるなかで，循環動態改善のために赤血球輸血や晶質液，膠質液の投与が優先されてきました．これは旧「血液製剤の使用指針　平成17年9月（平成28年6月一部改正）」でも推奨されてきました．

> **臨床知 2　大量輸液による低体温に対処する**
>
> この大量輸液から，希釈性凝固障害による凝固障害の悪化，出血性ショックやそれにともなう低体温，組織低灌流によるアシドーシス，とさらなる凝固障害の悪化を助長させ，このことが患者予後を大きく左右する[8]といわれています．また大量輸血療法においても『危機的出血への対応ガイドライン』[9]では重大な副作用・合併症として表4 の点が挙げられています．

[8] 宮田茂樹「大量出血症例に対する血液製剤の適正な使用のガイドライン」
http://yuketsu.jstmct.or.jp/wp-content/uploads/2019/01/7d65d47d2a24abce33492c79353a865f.pdf（2019.9参照）

[9] 日本麻酔科学会，日本輸血・細胞治療学会「危機的出血への対応ガイドライン」
https://anesth.or.jp/files/pdf/kikitekiGL2.pdf（2019.9参照）

**表4　大量輸血による副作用・合併症**

①代謝性変化（アシドーシス，クエン酸中毒，高カリウム血症，低体温）

②希釈性凝固障害（凝固因子，血小板低下）

③輸血関連循環過負荷（TACO：transfusion associated circulatory overload），鉄過負荷

④その他：炎症反応，溶血反応（不適合輸血），アレルギー反応（アナフィラキシー），輸血関連急性肺障害（TRALI：transfusion-related acute lung injury），細菌感染，移植片対宿主病（GVHD：graft-versus-host disease），免疫抑制など

（文献[9]を参照して作成）

大量輸液にともなう低体温に対して，当院でも「加温した輸液製剤を使用する」「室温を調整する（個室の場合）」「電気毛布や電気アンカを使用する」などを実施し，大量輸液による低体温による弊害を最小化するように努めています。

## エビデンス2

### 大量輸血プロトコール

上記の問題を避けるために近年では輸血療法として，大量輸血プロトコール（massive transfusion protocol：MTP）の導入が有効であるとされています。『大量出血症例に対する血液製剤の適正な使用のガイドライン』によると「最新の知見，臨床試験の結果を考慮し，海外ではおもに外傷症例に対して，大量輸血プロトコールを運用し，早期からの先制的な新鮮凍結血漿（fresh frozen plasma：FFP），血小板製剤（platelet concentrate：PC）の投与が有効であるとの報告が増加している」とされ，早期からの凝固止血因子の補充の重要性とその転帰改善効果が示唆されています 表5 [8]。

**表5 大量輸血プロトコールにおけるFFP 新鮮凍結血漿：PC 血小板濃縮製剤：RCC 赤血球の投与比について**

| | |
|---|---|
| 外傷<br>MTPを用いることを強く推奨 | FFP：PC：RCC 1：1：1が強く推奨されている．<br>※少なくともFFP：PC：RCC ≧1：1：2を維持できるようにFFP：PCを投与することを強く推奨されている． |
| 心臓血管外科<br>MTPを用いることを弱く推奨 | MTPを行う場合，FFP：PC：RCC 1：1：1を目標<br>※少なくともFFP：RCC 1：1よりも高い比率を強く推奨されている． |
| 産科 | 産科大量出血に対してMTPは有効であり，各製剤の投与単位比としてFFP/RCC 1以上の投与を提案する． |
| その他 | 上記以外の臨床領域における大量出血症例に対するMTPは推奨される．FFP：PC：RCCの最適投与比についてのエビデンスが不足していることから結論は保留する． |

（文献8を参照して作成）

## まとめ

- 急性出血に対する代償反応は，生命維持をするために起こる反応です．継続する出血により不可逆的な循環不全へ移行する前に，その徴候に気づくことで異常の早期発見と不可逆的な循環不全への移行を予防できます．出血の徴候がどのような身体変化を及ぼすのかを理解しておくことが重要です．
- また，出血に対し輸液・輸血療法を実施している際は，輸液や輸

血をしているから大丈夫！　と決して油断せず，それらの合併症を把握しておくと観察の強化へつながっていくと考えます．

### 参考文献
1) 日本輸血・細胞治療学会「科学的根拠に基づいたアルブミン製剤の使用ガイドライン（2015年6月1日第1版）」
http://yuketsu.Jstmct.or.jp/wp-content/themes/jstmct/images/medical/file/guidelines/1530_guidline.pdf
2) 道又元裕 編：「特集：はじめての人のためのショックの知識―急変察知もまずはここから」．月刊ナーシング 32（14），2012
3) Cordts PR et al：Poor predictive value of hematocrit and hemodynamic parameters for erythrocyte deficits after extensive elective vascular operations. Surg Gynecol Obstet 175（3）：243-8, 1992

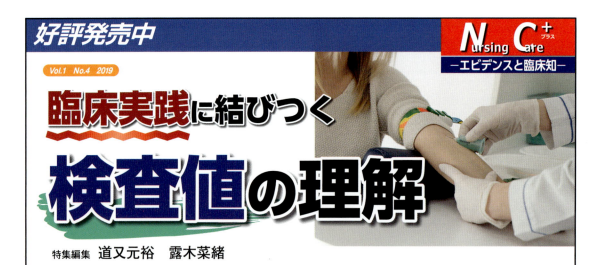

Ⅱ．重要疾患における輸液管理

# 心不全
## ～心不全の病態を考えながら輸液管理を行おう～

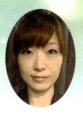

東海大学医学部付属病院 看護部 ICU・CCU
（副主任，集中ケア認定看護師） 大久保美香

## エビデンス&臨床知

### エビデンス

- ☑ 急性心不全患者のモニタリングとして，入院時および入院後の毎日の体重測定のボリュームバランスの計測を行う．
- ☑ 心不全徴候（呼吸困難，湿性ラ音，末梢浮腫，体重）の毎日の評価を行う．
- ☑ 心エコー法による血行動態の推定・原因疾患の評価をする．
- ☑ 心原性ショックに対して，体液貯留がみとめられない患者は，生理食塩水あるいはリンゲル液の急速輸液を行う（15～30分で200 mL以上）．

### 臨床知

- ☑ バイタルサインだけでは心不全を評価することができない．身体所見も合わせて観察しよう．
- ☑ 水分出納バランスだけではなく，体重変化や心不全徴候の有無を観察しよう．
- ☑ 実施される採血や画像所見の変化も観察しよう．

## 心不全とは

● 心不全とは「心臓に器質的あるいは機能的異常が生じること」で，心臓のポンプ機能の代償機転が破綻し，左心室拡張末期圧（LVEDP：left ventricular end-diastlic pressure）の上昇や主要臓器への灌流不全をきたし，それに基づく症状や徴候が出現した状態のことをいいます．心不全とは病名ではなく，種々の心疾患に基づく心機能障害の結果として起きている病態のことをいい，原因となった心疾患・病態が必ず存在します．心不全の輸液管理を決定するためには，まず原因となる心疾患・病態が何であるのかを明らかにしておく必要があります．そして，心機能の評価と体液の貯留の有無を評価することが重要になります．

**著者プロフィール**（大久保美香）
東海大学健康科学部看護学科卒業．2004年 東海大学医学部付属病院入職．骨髄移植を専門とする無菌室での勤務を経て，2006年から現在まで，7B（ICU・CCU）病棟に勤務．
2013年に杏林大学医学部付属病院集中ケア認定看護師教育課程を卒業し，翌年，集中ケア認定看護師を取得．2019年 特定行為研修修了．副主任
ICUの患者さんの身体的・精神的苦痛が少しでも緩和するように，「患者ファースト」をモットーに日々看護ケアを実践しています．患者さんの身体に生じる小さな変化も見逃さないよう，五感を使って観察します．

# 治療方針を決定するために，心不全の病態や分類を考えよう

## 左心不全と右心不全

● 心不全の原因となる疾患により左心機能の低下が生じる場合と，右心機能の低下が生じる場合があります．どちらのポンプ機能が低下するかにより，左心不全と右心不全に分類されます．左心不全，右心不全それぞれに生じる自覚症状と身体所見を 表1 に示します．左心機能の低下によりうっ血を生じ，右心負荷がかかることで右心不全を併発し両心不全となる場合がみられます．両心不全では左心不全と右心不全の両者の症状・所見を呈します．

● 右心不全から発症する心不全は，頻度も少ないため診断も難しく，その症状の観察や変化には注意が必要です．

### 表1 左心不全と右心不全の自覚症状と身体所見

| 左心不全 | 自覚症状 | 呼吸困難，息切れ，頻呼吸，起坐呼吸 |
|---|---|---|
| | 身体所見 | 水泡音，喘鳴，ピンク色泡沫状痰 |
| 右心不全 | 自覚症状 | 右季肋部痛，食思不振，腹満感，心窩部不快感 |
| | 身体所見 | 肝腫大，肝胆道系酵素の上昇，頸静脈怒張，右心不全が高度なときは肺うっ血の所見が乏しい |

## 急性心不全と慢性心不全

● 心不全は，発症した経過により急性心不全と慢性心不全に分類されます．その病態を明確に区別することはできませんが，ガイドラインでは心不全治療の到達目標を決定するために急性と慢性を区別しています．急性期では，心原性ショックなどにより血行動態が不安定になったり，急性呼吸不全による呼吸苦を呈します．急性期治療は生命に直結するので，正確な病態把握が必要となります．一方，慢性心不全は，急性心不全の改善と悪化をくり返し，慢性の心筋障害により心臓のポンプ機能が低下した状態を指します．慢性心不全は，増悪因子の除去や心不全再増悪の予防が治療の主体となります．

## 急性心不全の原因

● 『急性・慢性心不全診療ガイドライン（2017年改訂版）』では，急性心不全とは「心臓の構造的および／あるいは機能的異常が生じることで，心ポンプ機能が低下し，心室の血液充満や心室から末梢への血液の駆出が障害されることで，種々の症状・徴候が複合された症候群が急性に出現あるいは悪化した病態」と定義されています．心ポンプ機能の低下は，大血管，弁，心膜，心筋などの異常によるもので機序や原因はさまざまです．

- しかし，その病態は「急性心原性肺水腫」，「全身的な体液貯留」，「低拍出による低灌流」の３つに集約されます．そのため，その病態や原因に応じた輸液管理を行っていく必要があります．

## 心不全の状態を評価しよう

- 心不全の治療には，「急性心原性肺水腫」，「全身的な体液貯留」，「低拍出による低灌流」の３つの病態を評価しながら治療を決定していく必要があります．この３つの病態の評価が心不全の輸液管理を決定するうえで重要となります．その評価指標として，初期の病態把握と治療方針の決定にクリニカルシナリオ分類（CS分類）**表2** [1][2] が多く用いられます．
- CS は，収縮期血圧を参考値とした初期対応のために提唱された分類で，状態に応じた治療の推奨がされています．心不全の輸液管理というと，輸液を絞らなければならないと思いがちですが，CS 1〜CS 5 の状態に応じて適切な輸液管理が必要となります．CS と治療指針について確認していきましょう．

[1] 日本循環器学会/日本心不全学会合同ガイドライン：X. 急性心不全. "急性・慢性心不全診療ガイドライン（2017年改訂版）". pp75-95（2019.9 参照）http://www.j-circ.or.jp/guideline/pdf/JCS2017_tsutsui_h.pdf

[2] Mebazaa A et al：Practical recommendations for prehospital and early in-hospital management of patients presenting with acute heart failure syndromes. Crit Care Med 36(1 Suppl)：S129-39, 2008

### 表2　クリニカルシナリオ分類

| | CS 1 | CS 2 | CS 3 | CS 4 | CS 5 |
|---|---|---|---|---|---|
| 主病態 | 肺水腫 | 全身性浮腫 | 低灌流 | 急性冠症候群 | 右心機能不全 |
| 収縮期血圧 | ＞140 mmHg | 100〜140 mmHg | ＜100 mmHg | | |
| 病態生理 | ● 充満圧上昇による急性発症<br>● 血管性要因が関与<br>● 全身性浮腫は軽度<br>● 体液量が正常または低下している場合もある | ● 慢性の充満圧/静脈圧/肺動脈圧上昇による緩徐な発症<br>● 臓器障害/腎・肝障害/貧血/低アルブミン血症<br>● 肺水腫は軽度 | ● 発症様式は急性あるいは緩徐<br>● 全身性浮腫/肺水腫は軽度<br>● 低血圧/ショックの有無により２つの病型あり | ● 急性心不全の症状・徴候<br>● トロポニン単独の上昇では CS 4 に分類しない | ● 発症様式は急性あるいは緩徐<br>● 肺水腫なし<br>● 右室機能障害<br>● 全身性静脈うっ血徴候 |

（文献[1][2]を参照して作成）

## クリニカルシナリオ 1

- CS 1 では，急性心原性肺水腫の病態です．心拍出は保たれていることが多いですが，後負荷の増大により血圧が上昇した結果，肺循環に体液が貯留し肺水腫となります．体液の体内分布が変化しており，体液が増加しているわけではないため，通常，利尿薬は使用しません．
- 一方で，容量負荷をしてしまうと肺循環に体液が多くなっているため，肺水腫が増悪してしまいます．容量負荷は行わず，NIV（non-invasive ventilation：非侵襲的人工呼吸）を使用して前負荷を軽減します．心拍出は保たれているため，無理に血圧を下げ

後負荷を軽減させる必要はありません．明確な血圧の目標値はエビデンスとして確立されていませんが，出血のリスクがある場合や収縮期血圧 200 mmHg を超えてしまうなど，患者の状態に応じて硝酸薬を使用する場合があります．

## クリニカルシナリオ 2

- CS 2 では，肺うっ血より体重増加，体液貯留をみとめる状態です．心拍出量が低下した状態であり，臓器血流量が減少し，腎機能障害や肝機能障害などの臓器障害をみとめる場合があります．腎機能障害により尿量減少をきたし，徐々に体液が貯留していきます．そのため CS 2 では，体液貯留に対して利尿薬を用います．
- しかし，利尿薬の投与には注意が必要です．CS 2 では慢性的な経過をたどるため，栄養状態の低下にともなう低アルブミン血症をきたしている場合などもみられます．安易な利尿薬の投与により，血管内脱水につながってしまう場合もあるため，体液量の評価が重要になります．心エコー法により血行動態を評価することも有用です．

## クリニカルシナリオ 3

- CS 3 では，低心拍出による低灌流（循環不全）の状態です．低灌流を是正するための輸液管理が重要になります．通常，肺うっ血・体液貯留をみとめない状態であるため，容量負荷を行い体液量の是正を図ります．低灌流による血圧低下をみとめているため，体液の是正を行いつつ，強心薬の投与により低灌流の改善を図っていきます．
- CS 3 では心原性ショックをきたしている場合もあります．心原性ショックに対しては，必要に応じてスワン・ガンツカテーテルの挿入を行い，心機能・低灌流の評価を行います．
- 強心薬を投与しても低灌流が是正されず，血圧低下が持続している場合は，血管収縮薬の投与を検討します．こまめな低灌流の評価，輸液に対する反応を確認していく必要があります．ガイドラインでは，心原性ショックに対して，体液貯留がみとめられない患者は，生理食塩水あるいはリンゲル液の急速輸液を行う（15 ～30 分で 200 mL 以上）と記載されています．

## クリニカルシナリオ 4

- CS 4 は ACS（急性冠症候群）です．ACS はさまざまなエビデンスが確立しているため ACS の治療を進めていきます．ACS の早期診断かつ的確な診断と重症度の判定が重要となります．そのために，胸痛などの自覚症状，心電図や血清マーカーなどの検査を行い，診断をつける必要があります．そして，心筋梗塞が疑われ

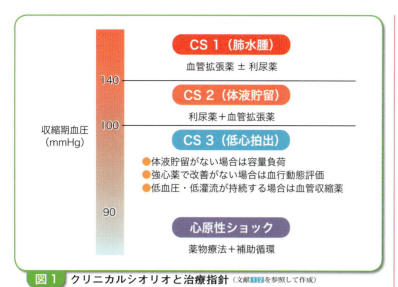

図1 クリニカルシナリオと治療指針（文献1 2を参照して作成）

る場合は，すみやかに治療を開始する必要があります．

## クリニカルシナリオ5

- CS 5は，右心不全です．肺高血圧が原因で起こるものと右室梗塞によるものがあります．どちらも肺うっ血を呈することは少ないため，輸液負荷などを行い左室低灌流の是正を行うなどの治療を行っていきます．
- とくに注意が必要なのは，右室梗塞による右心不全です．下壁梗塞を生じた場合に併発することが多くあります．右室梗塞の場合，右心機能の低下により右房圧が上昇し，肺動脈楔入圧と逆転することもあります．そのため，多くの右心不全と異なり肺高血圧を合併しません．その場合，治療として急速な輸液投与が必要となります．CS 4とCS 5では，治療方針が異なるので，その判断を迅速に行うことが重要です 図1 ．

## 「うっ血」「低灌流」で心不全の病態評価しながら治療を進めましょう

- CSに基づいた治療と並行して，心不全の病態評価をすることが重要です．その評価指標としてForrester分類とNohria-Stevenson分類があります．

## Forrester分類

- スワン・ガンツカテーテルにより，臓器灌流とうっ血を客観的指標で評価できるため，重症心不全患者のモニタリングを行うのに重要とされています．しかし，スワン・ガンツカテーテルは肺動脈へカテーテルを挿入しなければならないため，患者へ侵襲が加

わることや感染のリスクなどの理由により，『急性・慢性心不全診療ガイドライン』におけるモニタリングの推奨度としてルーチンの使用は推奨されていません（推奨クラスⅢ，エビデンスレベルB）[1].

## Nohria-Stevenson 分類

● Nohria-Stevenson 分類は身体所見を用いて病態の評価を行います．カテーテルを挿入することがないので合併症を生じず，また，すみやかに評価が行えるため，初期治療やスワン・ガンツカテーテル抜去後の評価として重要視されています．身体的所見より，うっ血・低灌流所見の有無によって 4 つに分類されており，その分類は Forrester 分類とほぼ同様です 図2 .

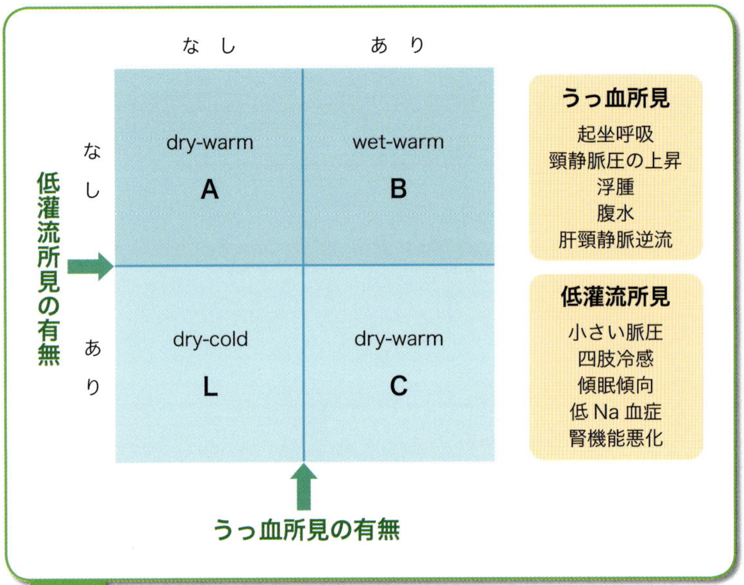

推奨クラスⅢ：手技・治療が有効，有用でなく，ときに有害であるとのエビデンスがあるか，あるいは見解が広く一致している．エビデンスレベルB：単一の無作為介入臨床試験，または大規模な無作為介入でない臨床試験で実証されたもの．

図2 Nohria-Stevenson 分類（文献1 3を参照して作成）

[3] Nohria A et al：Clinical assessment identifies hemodynamic profiles that predict outcomes in patients admitted with heart failure. J Am Coll Cardiol 41（10）：1797-804, 2003

## その他の評価指標

### 1．水分出納バランス

● 輸液管理による変化や輸液負荷・利尿薬の投与などによる治療の反応の指標となります．

### 2．体 重

● 重症心不全により臓器障害をともなっている場合や，低栄養状態の患者では，「水分出納バランスの変化＝体重の変化」になるとはかぎりません．急性心不全の場合は発症前の体重，慢性心不全の場合は増悪前の体重と比較することが治療の評価となります．体重測定は，前日と同じ条件で測定できるよう，測定時間やデバイス類など測定条件の確認を行いましょう．

## 3. 画像所見

● 入院中は，定期的に胸部X線撮影を実施します．胸部X線により，心胸郭比（CTR）・肺うっ血の有無や変化を観察します．前回撮影したものと比較し，治療効果を確認しましょう．胸部X線では，立位か坐位によりCTRが変化するので，撮影条件の違いにも注意する必要があります．

## 4. 採 血

● 心不全であればBNP（脳性ナトリウムペプチド），心筋梗塞であればトロポニンやCKやCK-MBなどの項目に目が行きがちではないでしょうか．ただその前に，Lac（乳酸値：ラクテート）を確認しましょう．低灌流（循環不全）が生じると，臓器や細胞では，十分な血液が送られず，酸素欠乏が起こります．酸素欠乏により嫌気性代謝が行われるため，乳酸が産出されます．Lacの上昇は，乳酸の蓄積により起こり低灌流（循環不全）が生じている指標になります．

● うっ血性心不全の治療に利尿薬を使用すると，低カリウム血症をきたしやすくなります．低カリウム血症は心電図上のQT時間を延長させ，トルサード・ド・ポアンツ（Torsades de pointes：TdP）などの不整脈の原因となります．カリウムの値は，定期的に確認を行い，心電図のモニタリングを行いましょう．

## まとめ

● 急性心不全に対する輸液管理は，体重あたりの輸液量などもエビデンスとしては確立しておらず，臨床判断が重要になります．誤った治療選択は心不全を悪化させてしまう可能性があります．そのため，患者のバイタルサイン，身体症状や訴えをもとに的確な輸液管理を実施する必要があります．心不全によって生じる症状の変化を見逃さず，CSやForrester分類/Nohria-Stevenson分類などにより病態を判断し，こまめな観察と評価を行っていきましょう．

---

**編集委員からの一口アドバイス**

急性心不全は，基礎心疾患の有無にかかわらず，種々の病態が絡んでいることが多い，複雑な症候群です．したがって，急性心不全をもたらしている疾患を見いだすことがとても重要です．

これまで，急性心不全の治療・管理は，低心拍出の改善に重きがおかれていましたが，実際には低心拍出となっているケースは少なく，むしろ，うっ血（congestion）が主たる問題であることがわかってきました．

急性心不全のうっ血状態は，体内水分量増加，水分分布の変調をともなっているため，体液量の定量化と相応した適正管理が望まれます．しかし，それを明確に類推する術やエビデンスある輸液療法もまだ確立していません．したがって，呼吸困難感，湿性ラ音などの呼吸系，浮腫やCRT，尿量などの程度から心不全症状や徴候をとらえる密なる観察とアセスメントがとても重要な鍵となるに違いありません．

---

### 参考文献

1）北風政史 編："心不全治療Q&A─エキスパート105人からの回答（改訂2版）"．中外医学社，pp23-31，2015

2）佐藤幸人 編著："CIRCULATION Up-to-Date Books 03 臨床心不全のいちばん大事なところ60─そうだったのか！ストンと胸に落ちる基礎知識"．メディカ出版，pp270-89，2014

Ⅱ．重要疾患における輸液管理

# 敗血症
～何をどれだけ，どのくらい？　その判断が難しい～

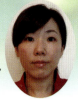

筑波大学附属病院 集中治療室
（副看護師長，集中ケア認定看護師）　柴　優子

## エビデンス＆臨床知

**エビデンス**
- ☑ いかに早く敗血症を認識して治療を開始するのか，それが患者の予後を左右する．
- ☑ 過剰輸液は予後を悪化させる．

**臨床知**
- ☑ 輸液量にこだわらない．輸液はあくまでも組織の酸素需給バランスを是正するものであることを念頭において観察を続けることが大事．
- ☑ CRTは気軽に観察できる．CRTを活用することで，輸液反応性を評価できるかもしれない．

## はじめに～敗血症の定義～

- 敗血症とは，「感染症によって重篤な臓器障害がひき起こされる状態」と定義されています[1]．ここで，ポイントとなるのは単純に感染症がある，ということではありません．「重篤な臓器障害があるか否か」ということです．また，「急性循環不全により細胞障害および代謝異常が重度となり，死亡率を増加させる可能性のある状態」が敗血症性ショックと定義されています．
- これらの定義は「The Third International Consensus Definition for Sepsis and Septic Shock（Sepsis-3）」に準じて，『日本版敗血症診療ガイドライン2016』で提唱されました．そして，この定義は，感染症による臓器障害の進行を早期発見，早期対応することで重症化を阻止して死亡率を低下させる，というねらいが背景にあります．

[1] 西田　修 他："日本版敗血症診療ガイドライン2016". 日集中医誌 24（Suppl 2），2017

## 敗血症の診断

- 敗血症の診断は，まず感染症を疑うことから始まります　図1 [2]．
- 次に，ICU患者以外の場合は，quick Sequential Organ Failure Assessment（qSOFA）で評価します　表1 ．qSOFAでは，呼吸数，

[2] Singer M et al：The Third International Consensus Definitions for Sepsis and Septic Shock（Sepsis-3）. JAMA 315（8）：801-10, 2016

**著者プロフィール**（柴　優子）
2004年 茨城県立医療大学保健医療学部看護学科を卒業後，筑波大学附属病院に入職
2012年 集中ケア認定看護師の資格取得．2019年 獨協医科大学大学院看護学研究科を卒業

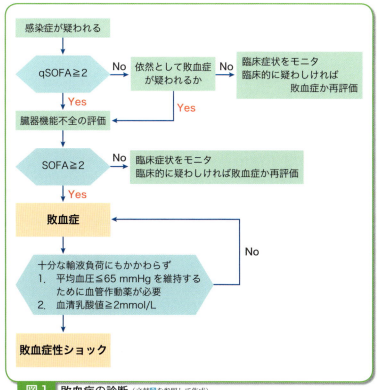

図1 敗血症の診断（文献2を参照して作成）

### 表1 qSOFAスコア

呼吸数≧22回/分
意識の変容（GCS＜15）
収縮期血圧≦100 mmHg

（文献2より引用）

Glasgow Coma Scale（GCS），血圧という3項目のうち，2項目を満たせば敗血症の疑いが高まります．
- 次に，qSOFAで絞り込まれた患者に臓器障害がないかどうかをSequential Organ Failure Assessment（SOFA）で評価します 表2 ．SOFAスコアは，多臓器障害の程度を評価するツールです．敗血症の定義のポイントは，「臓器障害があるか否か」でした．つまり，SOFAスコアで臓器障害の程度を評価して2点以上であれば敗血症ということになります．ICU患者の場合は，感染症が疑われたら，qSOFAの過程を踏まずにSOFAスコアで評価します．さらに，十分な輸液にもかかわらず平均血圧≧65 mmHgを保つために血管作動薬が必要，かつ，血清乳酸値≧2 mmol/Lである状態が，敗血症性ショックとなります．

### 表2 SOFAスコア

| | 0点 | 1点 | 2点 | 3点 | 4点 |
|---|---|---|---|---|---|
| 呼吸器<br>$PaO_2/FiO_2$ (mmHg) | ≧400 | <400 | <300 | <200＋呼吸補助 | <100＋呼吸補助 |
| 凝固能<br>血小板（$\times 10^3/\mu g$） | ≧150 | <150 | <100 | <50 | <20 |
| 肝臓<br>ビリルビン（mg/dL） | <1.2 | 1.2〜1.9 | 2.0〜5.9 | 6.0〜11.9 | >12.0 |
| 循環器 | MAP<br>≧70 mmHg | MAP<br><70 mmHg | ドパミン<5<br>or<br>ドブタミン投与 | ドパミン 5.1〜15<br>or<br>エピネフリン≦0.1<br>or<br>ノルエピネフリン≦0.1 | ドパミン>15<br>or<br>エピネフリン<0.1<br>or<br>ノルエピネフリン<0.1 |
| 中枢神経<br>Glasgow Coma Scale | 15 | 13〜14 | 10〜12 | 6〜9 | <6 |
| 腎<br>クレアチニン（mg/dL）<br>尿量（mL/日） | <1.2 | 1.2〜1.9 | 2.0〜3.4 | 3.5〜4.9<br><500 | >5.0<br><200 |

（文献2を参照して作成）

### エビデンス 1

**早期の敗血症治療が，死亡率を低下させる**

敗血症に早く気づき，治療を早く始めることで，死亡率が低下することがわかっています[3]．つまり，敗血症の診断の遅れは，治療介入の遅れをまねき，重症臓器障害や生命維持が困難な状況に追い込まれることになります．敗血症かもしれない，という気づきと，診断と介入までの対応の速さが重要です．私たち看護師は，診断をすることが責務ではありませんが，常にベッドサイドにいる看護師の気づきが患者予後を左右するかもしれません．

[3] Seymour CW et al：Time to treatment and mortality during mandated emergency care for sepsis. N Engl J Med 376(23)：2235-44, 2017

## 敗血症の治療戦略

●敗血症の初期治療として，2001年にEGDT（Early Goal Directed Therapy）が報告されました[4]．EGDTは，敗血症の診断から6時間以内に中心静脈圧>8 mmHg，平均血圧>65 mmHg，中心静脈酸素飽和度>70%以上を達成するために，輸液，昇圧薬，輸血を使用して治療していくものです．しかし，EGDTを実施しても死亡率は低下せず，入院期間の延長や医療費が増加することが報告されています[5]．そのため，現在ではEGDTを基盤にしたSurviving Sepsis Campaign（SSC）バンドルが提唱されています[6]．

[4] Rivers E et al：Early goal-directed therapy in the treatment of severe sepsis and septic shock. N Engl J Med 345(19)：1368-77, 2001

[5] PRISM Investigators. et al：Early, goal-directed therapy for septic shock - A patient-level meta-analysis. N Engl J Med 376(23)：2223-34, 2017

このSSCバンドルでは，3時間と6時間以内で達成すべきことが提示されています．そして，SSCバンドルの実施率が高いほど生存率がよいことが報告されています[7]．
- EGDTにおいてもSSCバンドルにおいても，敗血症のおもな治療のポイントは，「臓器血流の維持・改善によって酸素需給バランスを整えること」，「感染源のコントロール」の2つです．そして，「臓器血流の維持・改善によって酸素需給バランスを整えること」の主役となるのが，輸液管理です．

[6] Jozwiak M et al：Implementing sepsis bundles. Ann Transl Med 4（17）：332, 2016

[7] Rhodes A et al：The Surviving Sepsis Campaign bundles and outcome：results from the International Multicentre Prevalence Study on Sepsis（the IMPreSS study）. Intensive Care Med 41（9）：1620-8, 2015

## 輸液の目的は酸素需給バランスを整えること

- 組織への酸素供給量をできるだけ早く適正化するために，まず必要となるのが輸液です．そして，敗血症治療の初期治療の中核は輸液です．SSCバンドルでは，初期輸液として30 mL/kgの細胞外液を3時間以内に投与することが推奨されています 表3 ．つまり，体重50 kgの患者であれば，1,500 mLということになります．ここで注意することが一つあります．それは，血圧低下がある場合や，乳酸値が4 mmol/L以上の場合であるということです．

### 表3　SSCバンドル

**3時間以内に達成すべき項目**
- 乳酸値を測定する
- 抗菌薬投与前に血液培養を採取する
- 広域抗菌薬を投与する
- 低血圧または乳酸値≧4 mmol/Lに対して，30 mL/kgの晶質液を投与する

**6時間以内に達成すべき項目**
- （初期蘇生輸液に反応しない低血圧に対して）平均血圧≧65 mmHgを維持するように昇圧薬を投与する
- 初期蘇生にかかわらず，低血圧が遷延する（敗血症性ショック）もしくは，治療初期の乳酸値≧4 mmol/Lであったとき（CVPの測定/ScvO₂の測定/心エコー/PLRテストなどで評価）
- 初期治療で乳酸値が上昇していた場合は，乳酸値の再測定をする

（文献[7]を参照して作成）

**臨床知1　輸液量にこだわりすぎない**

輸液の目的は，あくまでも酸素供給量を増やすこと，つまり循環不全が改善されることです．そのため，30 mL/kgの輸液は少なくとも目安だということを意識しておきましょう．「輸液負荷によって循環が保たれているから安心」ではなく，「輸液を減量できる段階にはないか」という視点をもって患者をみることが大事だと思います．

## 輸液の種類

- 敗血症で使用される輸液製剤は，細胞外液です．敗血症，とくに敗血症性ショックは，血液分布異常性ショックと循環血液量減少性ショックの病態です．つまり，血管透過性亢進によって循環血液量が減っているうえに，容量血管が拡張して相対的にも循環血液量が減少している状態です．そのため，循環血液量を増やすための輸液，つまり細胞外液の投与が必要となります．

- では，さらに血管内に残る人工膠質液やアルブミンを投与してもよいのでしょうか．

- HES 製剤などの人工膠質液は，敗血症患者の acute kidney injury（AKI）発生率の増加，renal replacement therapy（RRT）の必要性，死亡率の増加に関連していることが報告されています[8]．そのため，人工膠質液の使用は推奨されていません．

- また，アルブミン製剤の使用については，いまだ議論が残っています．Caironi らによる ALBIOS study[9] では，アルブミン投与群と晶質液投与群での 28 日死亡率に有意差はありませんでした．しかし，敗血症性ショック患者でのサブグループ解析では，アルブミン投与は有意に死亡率が低下しました．また，敗血症患者でのメタアナリシスでは，アルブミン投与は晶質液輸液やアルブミン以外の膠質液輸液と比較して死亡率に差はありませんでした[10]．『日本版敗血症診療ガイドライン』では，人工膠質液，アルブミン製剤の使用はともに投与しないことが弱く推奨されています．しかし，アルブミン製剤については，大量の晶質液を必要とする場合や低アルブミン血症がある場合という限定的な状況では，考慮してもよい，という結論になっています．輸液の種類については，今後もさまざまな変化があるかもしれません．

[8] Serpa Neto A et al：Fluid resuscitation with hydroxyethyl starches in patients with sepsis is associated with an increased incidence of acute kidney injury and use of renal replacement therapy：a systematic review and meta-analysis of the literature. J Crit Care 29(1)：185.e1-7, 2014

[9] Caironi P et al：Albumin replacement in patients with severe sepsis or septic shock. N Engl J Med 370(15)：1412-21, 2014

[10] Patel A et al：Randomised trials of human albumin for adults with sepsis：systematic review and meta-analysis with trial sequential analysis of all-cause mortality. BMJ 349：g4561, 2014

## 輸液を開始したその後の輸液

- 輸液を開始しても，平均血圧が 65 mmHg に満たない場合，ノルアドレナリンなどの昇圧薬の投与が検討されます．では，その後，輸液はどうしたらよいのでしょう．そのままの輸液量を継続したらよいのでしょうか．

- そこで必要となるのが，輸液反応性の評価です．輸液反応性の評価とは，輸液負荷によって心拍出量が増えるかどうかを評価することです．

### エビデンス 2

**過剰輸液は禁忌**

輸液は投与し続ければよい，というものではありません．過剰輸液は予後を悪化させることが明らかとなっています[11][12]．

[11] Andrews B et al：Effect of an early resuscitation protocol on in-hospital mortality among adults with sepsis and hypotension：A randomized clinical trial. JAMA 318(13)：1233-40, 2017

[12] Acheampong A et al：A positive fluid balance is an independent prognostic factor in patients with sepsis. Crit Care 19：251, 2015

## 輸液反応性の指標

● 輸液反応性を評価する方法としては，一回拍出量変化率（stroke volume variation：SVV），脈圧変動（pulse pressure variation：PPV），受動的下肢挙上（passive leg raising：PLR）があります．輸液反応性の評価として中心静脈圧（central venous pressure：CVP）が頭に浮かぶかもしれません．しかし，CVP の上昇は静脈還流量の増加や心拍出量と関連がないことが報告されています[13]．そして，CVP 値から輸液反応性の予測はできないことが明らかとなっています[14]．そのため，EGDT で使用されていた指標ではありましたが，CVP は良い指標とはいえないでしょう．

● SVV や PPV は，周期的な呼吸変動による胸腔内圧の変動にともなって静脈還流量が変化することで心拍出量の変動の結果をみています．これらの数値は，①不整脈がなく，②人工呼吸器下で自発呼吸がなく，③8 mL/kg 以上の一回換気量，という条件下での信頼性が確保されています[15]．しかし，この条件から外れてしまえば，数値の信頼性は低くなってしまうため注意が必要です．

● PLR による輸液反応性の評価は，心拍出量で判断されます．PLR によって，心拍出量が 10％以上増加した場合に，輸液反応性があると評価されています．また，PLR による輸液反応性の評価をより正確なものにするためのルールがあります[16]．まず，45 度のセミファーラー位から始めて，ベッドを操作して仰臥位に戻して下肢を 45 度挙上します．そこで，心拍出量の変化を評価します．PLR は，輸液反応性の評価としての精度が高く，かつ，不整脈や自発呼吸に影響されずに輸液反応性を評価することができます[17]．しかし，心拍出量の測定には，スワン・ガンツカテーテルやフロートラックなどの機器が必要となってしまいます．それらの機器がない場合には，注意点を踏まえたうえで脈圧を代用してもよいかもしれません．

● 脈圧は，収縮期血圧から拡張期血圧を引いたものです．この脈圧が 12％以上増加した場合に輸液反応性があると評価します．注意点としては，比較的特異度は高いですが，感度は低いことです[17]．どういうことかというと，本当は「輸液反応性がある」のに，正確に「輸液反応性がある」ことを評価する精度が低いということです．そして，本当に「輸液反応性がない」状態を正確に「輸液反応性がない」と評価する精度は比較的高いです．つまり，脈圧の変化から輸液反応性があると評価して輸液をしても心拍出量は増えない可能性があります．しかし，PLR で脈圧を評価した結果，輸液反応性がなければ輸液を減量しても問題ない可能性があります．そのため，過剰輸液を避けることには有用かもしれません．

[13] Marik PE et al：Does central venous pressure predict fluid responsiveness? A systematic review of the literature and the tale of seven mares. Chest 134(1)：172-8, 2008

[14] Eskesen TG et al：Systematic review including re-analyses of 1148 individual data sets of central venous pressure as a predictor of fluid responsiveness. Intensive Care Med 42(3)：324-32, 2016

[15] Marik PE et al：Dynamic changes in arterial waveform derived variables and fluid responsiveness in mechanically ventilated patients：a systematic review of the literature. Crit Care Med 37(9)：2642-7, 2009

[16] Monnet X et al：Passive leg raising：five rules, not a drop of fluid! Crit Care 19：18, 2015

[17] Monnet X et al：Passive leg raising for predicting fluid responsiveness：a systematic review and meta-analysis. Intensive Care Med 42(12)：1935-47, 2016

## もう一つの大事な指標～乳酸値～

- 乳酸値の測定は，SSCバンドルでも初期から測定することが推奨されています．そして，『日本版敗血症診療ガイドライン』においても，乳酸値での評価が推奨されています．
- 乳酸は，ブドウ糖などの糖質が解糖系（嫌気性代謝）で代謝・分解されて産生されます．そして，乳酸の代謝・排泄は肝臓や腎臓で行われます．組織への酸素供給が不十分となると，組織では酸素を必要としない嫌気性代謝が進行して，乳酸が産生されます．そのため，敗血症における乳酸値の上昇は，「組織への酸素供給が不足している状態」，「酸素需給バランスが障害されている状態」と考えられてきました．しかし，組織への酸素供給が十分でも乳酸値が高くなることがわかってきています．そして，乳酸値が高いからといって組織が低酸素状態にあるとはいえないこともわかっています[18]．しかし，敗血症患者の乳酸値の上昇は，死亡率の高さと相関することは明らかです[19][20]．そのため，乳酸値が高い状態は，注意すべき状況であるととらえてよいのではないかと思います．また，乳酸値は採血で簡便に評価できるという利点があります．そのため，臨床で使用しやすい指標といえるでしょう．
- 乳酸値だけでなく，乳酸クリアランスが輸液の指標として使用されます．乳酸クリアランスは，（蘇生開始時の乳酸値－蘇生開始2時間後の乳酸値）÷蘇生開始時の乳酸値で算出されます．乳酸クリアランスを指標にして初期治療を行うことで，死亡率が改善することが報告されています[21]．

## 新たな可能性のある指標

- 近年，敗血症性ショックの治療で注目されている指標が末梢血管再灌流時間（capillary reffilling time：CRT）です．臨床でも末梢循環の評価としてよく使用している指標だと思います．CRTは，爪先を軽い力で5秒程度圧迫した後に圧迫を解除します．その後，爪床の色が元に戻るまでの時間を測ります．2秒以内に再灌流して色が元に戻れば正常で，3秒以上の時間がかかれば異常と判断します．
- 敗血症性ショック患者において，乳酸値を指標にした場合とCRTを指標にした場合で28日死亡率に差はなく，輸液量を減らせる可能性もあります[22]．つまり，乳酸値の代わりにCRTを代用できる可能性があります．

**臨床知 2　CRTを活用しよう**
CRTは，ベッドサイドで簡単に行える方法で，私たち看護師にも気軽に実施できる指標だと思いま

---

[18] Garcia-Alvarez M et al：Sepsis-associated hyperlactatemia. Crit Care 18(5)：503, 2014

[19] Wacharasint P et al：Normal-range blood lactate concentration in septic shock is prognostic and predictive. Shock 38(1)：4-10, 2012

[20] Mikkelsen ME et al：Serum lactate is associated with mortality in severe sepsis independent of organ failure and shock. Crit Care Med 37(5)：1670-7, 2009

[21] Jansen TC et al：Early lactate-guided therapy in intensive care unit patients：a multicenter, open-label, randomized controlled trial. Am J Respir Crit Care Med 182(6)：752-61, 2010

[22] Hernández G et al：Effect of a resuscitation strategy targeting peripheral perfusion status vs serum lactate levels on 28-day mortality among patients with septic shock：The ANDROMEDA-SHOCK Randomized Clinical Trial. JAMA 321(7)：654-664, 2019

**編集委員からの一口アドバイス**

この研究結果は，CRTが単なる補助的判断の行為ではなく，とても有用かつ重要な意味をもつことを示唆しています．国内では，CRTの定量化も試みられており，それによって乳酸値を予測することが可能であることが示された研究もあります．これからさらなる確認検証がされていくと思います．CRTというきわめて簡単に実施できる確認テストが，末梢循環状態をも評価できる場合があるのですから．
循環状態を観察・測定する際，色，数，リズム，血圧，脈拍にCRTをぜひ加えていただきたいと思います．

す．さらに，無駄な輸液を減らせる可能性が示唆されたことは，非常に可能性を秘めた指標ではないかと思います．また，乳酸値が組織低酸素を示していない可能性もあることを考慮すると，乳酸値が高くてもCRTが正常であれば輸液量を増やすなどせずに経過観察してもよいのかもしれません．あるいは，輸液量を減量することを考慮してもよいかもしれません．

## 現状での輸液療法の限界

● 残念ながら，現状では絶対的な指標はありません．そして，どの程度の量まで輸液負荷をするべきかも明らかとなっていません．この現状が，結果的に過剰輸液に至ってしまうゆえんかもしれません．血圧などが保たれていると安心してしまいます．しかし，不必要な輸液が続けられているかもしれません．このことを念頭において，複数の指標を組み合わせて輸液の必要性を判断し続けること，可能なかぎり過剰輸液を避けることが重要な課題といえるでしょう．そして，曖昧なエビデンスのなかで輸液療法が行われている，ということを頭の隅においておきましょう．

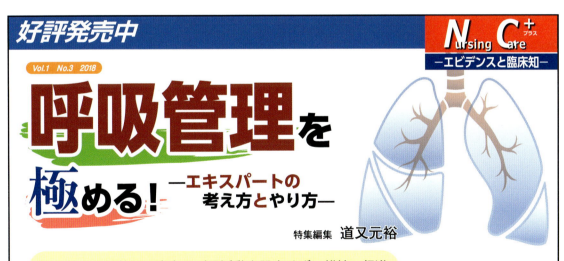

コラム

# 輸液載せ替えシステム M-SHIFT トロリー
~複数の輸液ポンプを簡単に移し替えられるシステム~

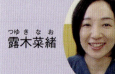

つゆきなお
露木菜緒

国際医療福祉大学成田病院
準備事務局
（集中ケア認定看護師）
プロフィールは 376 頁参照．

## 重症患者搬送時のこれまでの輸液管理

● ICU などの重症患者は，治療に要する薬剤が多く，輸液ポンプやシリンジポンプが複数台ツリーのように装着されていることがしばしばあります．その輸液ラインを整理するのはひと苦労です．そんな重症患者は CT など検査のために移動することになると，せっかく整理した輸液ポンプを 1 台ずつ外して点滴棒につけかえ，検査室では各ポンプを A/C 電源につなぎ，ICU に帰室した後には，また 1 台ずつポンプを外してシーリングペンダント①ユニットなどに戻し，絡まった輸液ラインを整える……．このように，重症患者を検査室へ搬送するのは手間も時間もかかり，輸液ライン外れなどのリスクもありました．

①シーリングペンダント：
シーリングペンダントとは，医用電源，医療ガス，各種画像情報などの必要設備を任意の位置から供給できる天吊り型アームシステムのこと．治療や機器の使用に応じ，もっとも良い位置にポジショニングすることができ，さらに床面のコードやホースをなくすため，引っ掛け事故や機器の転倒防止にもなる．

## 輸液載せ替えシステム M-SHIFT トロリー

● 今回，輸液ポンプやシリンジポンプが複数台あっても，輸液ラインが絡まず，安全に一度にまとめて移動できる画期的な輸液載せ替えシステム M-SHIFT トロリー（ 図1 ：ゲティンゲグループ・

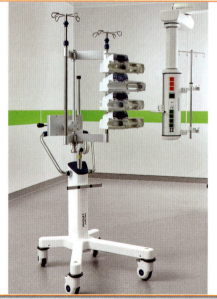

図1 輸液載せ替えシステム：M-SHIFT トロリー（左）とシーリングペンダント（右）

（写真提供：ゲティンゲグループ・ジャパン）

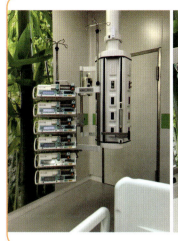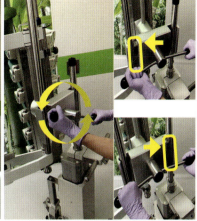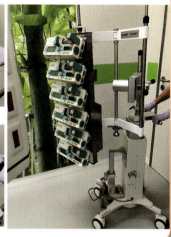

**図2** 輸液載せ替え手順

ジャパン社）をご紹介します．手順はレバーをひとひねりするだけでとても簡単です 図2 が，写真ではわかりにくいので以下に図示します．

- 輸液・シリンジポンプは，普段からシーリングペンダントのポンプ取り付けフレームにつけてベッドサイドで稼働しています．検査室へ搬送となったら，M-SHIFTトロリーを準備し 図3A ，ポンプ取り付けフレームの裏にM-SHIFTトロリーの支柱をはめ込み 図3B ，レバーを180°回す 図3C 図3D だけ，ほんの10秒程度ですべてのポンプの移動完了 図3E です．あとはL字フックでベッドに引っ掛ければベッドとともに移動ができ，帰室後も10秒で元通りです．また，M-SHIFTトロリーに電源がついているため，検査室でA/C電源につなぎ替える手間がなく，輸液・シリンジポンプのバッテリーも気にしなくてすみます．

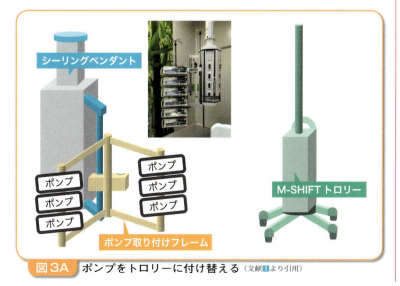

**図3A** ポンプをトロリーに付け替える （文献1より引用）

[1] 国際医療福祉大学成田病院準備事務局看護部：世界的ハブ病院の看護部ができるまで第3回「看護業務支援システムの検討」．月刊ナーシング 39（13）：118-9, 2019

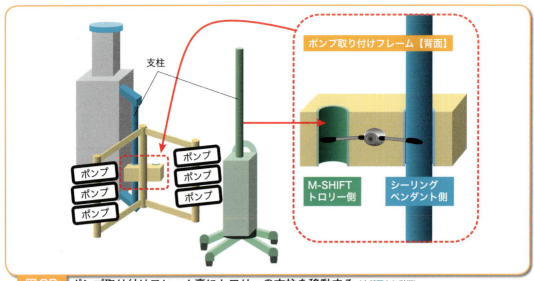

図3B　ポンプ取り付けフレーム裏にトロリーの支柱を移動する（文献1より引用）

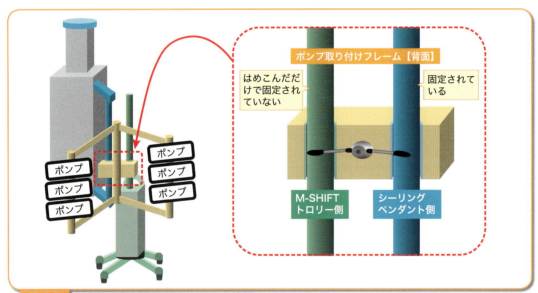

図3C　両方の支柱が溝にはまっている状態（文献1より引用）

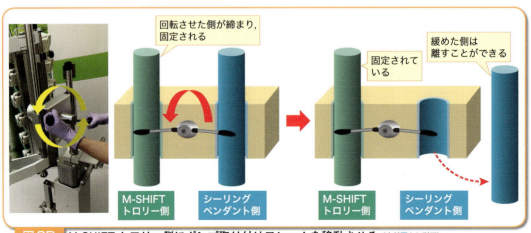

図3D　M-SHIFTトロリー側にポンプ取り付けフレームを移動させる（文献1より引用）

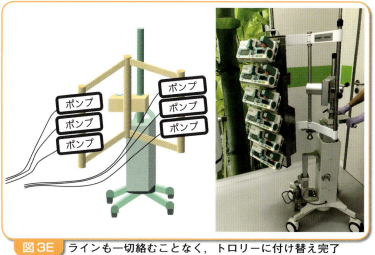

図3E　ラインも一切絡むことなく，トロリーに付け替え完了
（文献1より引用）

## すべては直接的ケア充実のために

●輸液ポンプのみならず，輸液ポンプを載せ替え搬送することまで，先進的なシステムが開発されています．このようなシステムを導入することで，安全性，効率性が向上し，看護師の働き方改革にも大きく寄与します．しかし，こうしてできた時間をいかに患者一人ひとりに直接的なケアを提供する時間として割り当てることができるのか．看護師の本来の本質的な業務，早期回復への援助を充実させるためにどうしたらいいのかを考えることが何より重要なのだと思います．

# 新刊

# はじめて学ぶ "伝わる"プレゼンテーション
― 患者指導，カンファレンスから 学会・院内発表まで ―

埼玉県立大学保健医療福祉学部看護学科 教授
編著：**國澤 尚子**

プレゼンテーションとは学会発表だけでなく、自分の考えを他者に伝える手段の1つです。日々の看護業務に役立つキホンとコツを紹介します！

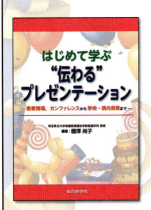

ISBN978-4-88378-675-6
B5判　114頁
定価(本体2,600円+税)

### 主な目次

**Chapter1 プレゼンテーションをはじめる前に**
1. 「話す」場面
2. 「伝えたいこと」と「聞きたいこと」の違い
3. 看護師に求められるプレゼンテーション力

**Chapter2 プレゼンテーションのキホン**
1. プレゼンテーションの目的と内容
2. メッセージが伝わるための要素
3. 論理的な組み立て
4. イメージの共有
5. 視覚からの情報伝達

**Chapter3 人前で上手に話すためのコツ**
1. 自己紹介
2. 「私の大切な物」を紹介
3. 面接試験での自己PR
4. 患者・家族への説明

**Chapter4 学会発表，院内発表のためのプレゼンテーションのキホンとコツ**
1. 発表方法の特徴を知ろう
2. 研究発表の構成を考えよう
3. 見やすい表現をしよう
4. スライドの作り方のキホンとコツ
5. スライドを作ってみよう
6. 修正後のスライドと修正ポイント
7. スライドを使った発表練習と本番
8. ポスターの作り方のキホンとコツ
9. 作成したポスターを最大限に活用した発表

**Chapter5 カンファレンスや日々の申し送りでのプレゼンテーション**
1. カンファレンス
2. 申し送り
3. 研修報告（伝達講習）
4. 会議の報告

**Chapter6 さらにプレゼンテーション技術を高めるために**

---

好評既刊のこちらもよろしく！

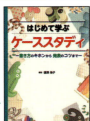

**はじめて学ぶ ケーススタディ**
― 書き方のキホンから 発表のコツまで ―

編著：**國澤 尚子**

「明日からケーススタディが書ける」をコンセプトに、考え方から、書き方、発表までを、ポイントを絞って解説。実例紹介では、添削指導や講評を掲載し、学習効果を高めます。

ISBN978-4-88378-643-5
B5判　144頁　定価(本体1,800円+税)

---

**総合医学社**　〒101-0061　東京都千代田区神田三崎町1-1-4
TEL 03(3219)2920　FAX 03(3219)0410　http://www.sogo-igaku.co.jp

# Ⅲ. 知っておきたい
# 抗菌薬の知識

● **抗菌薬の基礎知識**
　〜なぜ抗菌薬が必要か，どの抗菌薬を使うのかを理解するために〜　　　418

● **抗菌薬の使い分け**
　〜○○菌が起こす○○という感染症だから，この抗菌薬を使う〜　　　423

Ⅲ．知っておきたい抗菌薬の知識

# 抗菌薬の基礎知識
～なぜ抗菌薬が必要か，どの抗菌薬を使うのかを理解するために～

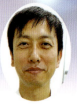

杏林大学医学部付属病院
医療安全管理部 医療安全推進室　田村 勝彦

## エビデンス & 臨床知

### エビデンス
- ☑ β-ラクタム系薬は投与回数を頻回にして投与する．
- ☑ ペニシリンアレルギーと申告する患者の 95％は，ペニシリンアレルギーではない．

### 臨床知
- ☑ 細菌による感染症治療には，まずβ-ラクタム系薬が投与できるか検討する．
- ☑ β-ラクタム系薬は許容できる最大の投与量を用いる．

## はじめに

- ●「抗菌薬」とは何でしょうか？ 抗生物質ともよばれることがありますが，元をたどれば細菌同士が縄張り争いをする際，A 細菌が増殖したいのに，B 細菌が邪魔するとします．このとき A 細菌が B 細菌を殺すために産生する物質のことです．この物質を医学的に使用したことが感染症治療の始まりとされます[1]．
- ● 抗生物質が細菌が産生する天然物であることに対して，抗菌薬は化学合成された物質を指しますが，最近では広義に両方を含めて「抗菌薬」とよばれています．
- ● この抗菌薬をいつ使うことが「治療」でしょうか？
- ● ①熱があるとき，②頭が痛いとき，③下痢をしているとき，④咳をしているとき，のどれかでしょうか？ ①から④のいずれかかもしれません．しかし，いずれでもないかもしれません．ただいえることは，抗菌薬は，細菌がヒトの体内で感染を起こしてしまうほど増殖したときに使うべきです．発熱している患者に，医師がふだん自分が使い慣れた抗菌薬を投与することは感染症治療ではありません．また，このような抗菌薬の使い方では，その熱が下がらない場合もあります．賢明な読者なら発熱する疾患が感染症だけではないことを知っているはずです①．また，感染症かど

[1] Ledermann W：Microbial antagonism in the therapy of infectious diseases. Rev Chilena Infectol 30：446-50, 2013
（エビデンスレベル Ⅴ）

① 422 頁「編集委員からの一口アドバイス」参照．

**著者プロフィール**（田村勝彦）
杏林大学医学部付属病院 医療安全管理部 医療安全推進室 勤務
抗菌薬や微生物は私も苦手です．でも何か 1 つ理解できると楽しくなり，嬉しくなります．この「1 つ」が早く読者の皆様にも見つかることを切に願います．

うか判断するためには何が必要かを知っているはずです．本稿は
抗菌薬の基礎知識として，抗菌薬の分類についてβ-ラクタム系
薬を中心に述べますので，抗菌薬の使用を含めた使い分けは次項
（421頁）を参照してください．

## 抗菌薬の分類

● バラエティが豊富な抗菌薬を覚えることに苦手意識をもつ読者は
多いと思います．ここでは数ある抗菌薬をわかりやすく分類して
みましょう．抗菌薬を分類する場合，いくつかの分類方法があり
ますが，本稿では3つの分類方法を示します．

● まず1つめは，細菌に対する抗菌薬の作用の違いから分類しま
す 表1．抗菌薬は，殺菌作用を有するものと静菌作用を有する
ものとに分類できます．イメージですが，殺菌作用とは，100
個の細菌数を50個，25個と減らすことができる作用です．静
菌作用とは，100個の細菌数を減らすことはしませんが，100
個以上に増殖することを抑えます[2]．

● 次に2つめは，抗菌薬を体外への排出を担う臓器からみた分類
です．体内にある抗菌薬が体外に排出される場合，大前提として
「腎臓と肝臓」の2つの臓器からのみ抗菌薬が排出されるとしま
す．このことによって，腎臓から排泄される（腎排泄型：水に溶
けやすい）抗菌薬か，肝臓で代謝される（肝代謝型：水に溶けに
くい）抗菌薬かの2つに分類することができます 表2．すな
わち腎排泄型抗菌薬は，腎機能が低下している患者に投与すると
きは投与量を減量する，もしくは肝代謝型抗菌薬を使用すること
がリーズナブルで，肝代謝型抗菌薬は，肝機能が低下している患
者に投与するときは投与量を減量もしくは腎排泄型抗菌薬を投与
することがリーズナブルになります．また，腎排泄型抗菌薬は，
身体の隅々にまで分布しにくく，肝代謝型抗菌薬は，腎排泄型抗
菌薬に比べて身体の隅々にまで分布することができる特徴があり

[2] Wald-Dickler N et al：Busting the Myth of "Static vs Cidal"：A Systemic Literature Review. Clin Infect Dis 9：1470-4, 2018
（エビデンスレベルⅠ）

### 表1　抗菌薬の作用からみた分類

| 殺菌作用を有する抗菌薬 | 静菌作用を有する抗菌薬 |
| --- | --- |
| β-ラクタム系薬 | マクロライド系薬 |
| ニューキノロン系薬 | テトラサイクリン系薬 |
| グリコペプチド系薬 | オキサゾリジノン系薬 |
| アミノグリコシド系薬 | |

### 表2　抗菌薬の排出からみた分類

| 腎排泄型抗菌薬 | 肝代謝型抗菌薬 |
| --- | --- |
| β-ラクタム系薬 | マクロライド系薬 |
| ニューキノロン系薬 | テトラサイクリン系薬 |
| グリコペプチド系薬 | 一部のニューキノロン系薬 |
| アミノグリコシド系薬 | オキサゾリジノン系薬 |

**表3　抗菌薬の投与方法からみた分類**

| 濃度依存型抗菌薬 | 時間依存型抗菌薬 |
| --- | --- |
| ニューキノロン系薬<br>グリコペプチド系薬<br>アミノグリコシド系薬<br>マクロライド系薬<br>オキサゾリジノン系薬 | β-ラクタム系薬<br>グリコペプチド系薬<br>テトラサイクリン系薬 |

ます[3].

● 最後に3つめは，投与方法からみた分類です．抗菌薬には，一回投与量が多いことが効果的な抗菌薬と，投与回数が多いことが効果的な抗菌薬があります **表3**．一回投与量を多くする抗菌薬は，投与終了直後の体内での抗菌薬濃度が高くなり，このことが細菌を殺すための条件になります（濃度依存）．また，投与回数を多くする抗菌薬は，頻繁に投与することで体内に長い時間抗菌薬がとどまるため，細菌と抗菌薬が接する時間が長くなり，このことが細菌を殺すための条件になります（時間依存）[4].

[3] Bassetti M et al：European perspective and update on the management of complicated skin and soft tissue infections due to methicillin-resistant Staphylococcus aureus after more than 10 years of experience with linezolid. Clin Microbiol Infect 20（Suppl4）：3-18, 2014
（エビデンスレベルⅠ）

[4] Craig WA：Pharmacokinetic/pharmacodynamic parameters： rationale for antibacterial dosing of mice and men. Clin Infect Dis 26：1-10, 1998
（エビデンスレベルⅠ）

## β-ラクタム系薬ってなに？

● 読者の施設でもっとも使用されている抗菌薬は，β-ラクタム系薬ではないでしょうか．β-ラクタム系薬には，ペニシリン系薬，セファロスポリン系薬，セファマイシン系薬，オキサセフェム系薬，カルバペネム系薬があります．これらに共通することはβ-ラクタム環という構造をもつことです．これらの抗菌薬が汎用される理由は，細菌の細胞壁を合成阻害するという作用機序にあります．細胞壁は細菌にしかありません．ヒトの細胞は細胞壁をもたないので，β-ラムタム系薬はヒトには効きません．言い換えれば細菌にのみ効果を示し（選択毒性を有する），副作用が起こることも稀です（安全域が高い）．また，他の抗菌薬1アンプル（バイアル）の単位が「mg」，抗菌薬以外の薬剤1アンプル（バイアル）の単位が「μg」などと微量なことに対して，β-ラクタム系薬の1バイアルの単位は「g」です．これは「mg」の1000倍，「μg」の100万倍の量になります．これほどの大量の抗菌薬を使用できる理由は，β-ラクタム系薬が細菌にのみ選択毒性を有するからです．そして，β-ラクタム系薬を大量に使用できるということは安全域が高く，選択毒性を有するため早く確実に効くということになります．くり返しますが，このためもっとも使用される抗菌薬がβ-ラクタム系薬です．

## β-ラクタム系薬の特徴

● β-ラクタム系薬について述べましたが，他の共通する特徴について述べます．

- まず，体内からの排泄が早いこと，そして身体の隅々には届きにくいことが挙げられます．体内からの排泄が早いということは，1日のうちに頻繁に点滴することが必要になります．循環器内科に入院している感染性心内膜炎の患者を思い返してください．β‐ラクタム系薬のペニシリン系薬であるペニシリンGやアンピシリンを使用する際，通常，1日に6回（4時間おき）の点滴をします[5]．なぜなら，感染性心内膜炎をひき起こしている細菌の増殖を抑える抗菌薬の濃度が常に一定の濃度以上に維持されることが，この疾患の治癒には必要になります．このため，すぐに体内から排泄されてしまうペニシリン系薬を頻繁に補充（点滴）しなければなりません．このことが，すなわち半減期が短いということになります．

[5] Sandoe JA et al：What is the effect of penicillin dosing interval on outcomes in streptococcal infective endocarditis? J Antimicrob Chemother 68：2660-3, 2013
（エビデンスレベルⅤ）

- 次に，身体の隅々に届きにくいということを先の抗菌薬の分類で述べました．一般的に循環血液量は体重の20〜30％とされますが，β‐ラクタム系薬はこの20〜30％に相当する部分にのみ分布することができます[3]．ということは残りの70％，たとえば筋肉や骨などには届きにくいことになり，分布容積が小さいと表現されます．この特徴があるため，他の抗菌薬に比べて投与量を多くする必要があります．細菌は身体のいたるところに感染をひき起こします．感染を起こしている場所にいる細菌にβ‐ラクタム系薬が届かないことには，せっかくの選択毒性を発揮することができませんので，許容できる最大の投与量を用いて治療することが必要になります．

## β‐ラクタム系薬が使えない場合

- 効果や安全性の面からファーストチョイスとなるはずのβ‐ラクタム系薬が使えない場合があります．執筆時点では，代表的なβ‐ラクタム系薬「セファゾリン」の供給が不足するという不測の事態にあります[6]．

[6] セファゾリンナトリウム注射用「日医工」が安定供給されるまでの対応について
https://www.mhlw.go.jp/content/10900000/000498133.pdf（2019.7.31参照）

- こういう事態は稀であってほしいものですが，本来の“使えない場合”というのは，患者がβ‐ラクタム系薬にアレルギーを有する場合と，感染症の原因菌がヒトの細胞中で増殖する場合です．β‐ラクタム系薬アレルギーはよく耳にする言葉ですが，患者本人がペニシリンアレルギーと申告しても，ほとんどの場合ペニシリン系薬が投与できると報告されています[7]．

[7] Sacco KA et al：Clinical outcomes following inpatient penicillin allergy testing：A systematic review and meta-analysis. Allerg 72：1288-96, 2017
（エビデンスレベルⅠ）

- 患者がペニシリン系薬の投与後に起こった消化器症状をアレルギーと申告してしまうことが原因ですので，正確な情報収集が最善の抗菌薬を投与できるかのカギになります．

- レジオネラやクラミジアに代表される細胞の中で増殖する細菌，言い換えれば細胞内寄生菌に対して，β‐ラクタム系薬はいくら投与量を増やしても細胞の中には入っていけません．なぜなら，先に述べたように分布容積が小さいからです．これらのような細胞内寄生菌を治療する場合は，ニューキノロン系薬やマクロライ

[8] Gershengorn HB et al：The association of antibiotic treatment regimen and hospital mortality in patients hospitalized with legionella pneumonia. Clin Infect Dis 60：e66-79, 2015
（エビデンスレベルⅤ）

ド系薬を投与することになります[8].

## 抗菌薬以外の抗微生物薬

● これまで述べた抗菌薬は，細菌に効果を示す薬剤です．しかし，ヒトに感染症を及ぼす微生物には，真菌とウイルスもあります．真菌は酵母様真菌と糸状菌に大別され，ウイルスはインフルエンザウイルス，HIV ウイルス，HBV ウイルス，HCV ウイルスといった治療薬が存在するウイルスと，ノロウイルス，ロタウイルス，RS ウイルスなど治療薬がないウイルスが存在します．これらを含めたどの微生物が感染症をひき起こしているのかを確実に診断したうえで，最適な薬剤を投与することが適正使用となりますが，実臨床ではそう簡単なことでないことはご存知の通りです．どの微生物が感染症をひき起こしているのかを，患者のこれまでの治療経過から探ってみましょう．

## おわりに

● 文頭で述べましたが，「熱＝抗菌薬（抗微生物薬）」ではありません．培養検査で検出された微生物をすべて治療する必要があるわけでもありません．いつもと異なる患者の状態を察知した際，感染症の可能性も含めてこれまでの治療経過を再評価することが肝要であり，もっとも患者のそばにいる看護師の存在が重要です．そもそも感染症なのか，ふだんの看護の中にあるヒントから感染症か否かを判断することが可能と考えます．末梢や中心静脈にかかわらずカテーテル挿入中やドレナージ中，加えて尿道バルーン挿入中，術後，新生児，高齢者といった入院中の患者の免疫が正常に維持されていることのほうが稀です．抗微生物薬が必要かどうかから，目の前の患者を看護師視点で見つめ直して，医師や薬剤師とディスカッションすることを心がけてください．

編集委員からの
一口アドバイス

◆感染症ではない発熱

感染症ではない発熱には，代表的なものとして，血栓・塞栓症，痛風，急性呼吸促迫症候群（ARDS）などがあります．また薬剤が原因の薬剤熱の多くは抗菌薬です．

感染症であれば，発熱だけであることは少なく，$SpO_2$ の低下，呼吸数上昇，血圧の低下など，バイタルサインに変調をきたしたり，意識の変化など，他の症状をみとめます．
看護師は抗菌薬の知識を備えるとともに，付随する症状などの有無を観察することが重要です．

Ⅲ. 知っておきたい抗菌薬の知識

# 抗菌薬の使い分け
~○○菌が起こす○○という感染症だから,この抗菌薬を使う~

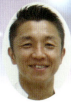

杏林大学医学部付属病院
医療安全管理部 感染対策室　西　圭史
にし　よしふみ

## エビデンス&臨床知

### エビデンス
- ☑ 目的のない抗菌薬の併用療法は,有害事象を増やすばかりでなく多剤耐性菌感染症のリスクを増やす.
- ☑ 感染症を起こしている細菌が決まれば,その細菌にのみ効果を示す抗菌薬を選択する.

### 臨床知
- ☑ 診療においても5W1H(who, when, where, what, why, how)を考える.
- ☑ 抗菌薬適正使用とは,①効果は最大に,②毒性は最小に,③耐性化を起こさない投与のことをいう.

## はじめに

● 下記は病棟でよく耳にする会話かもしれません.さてこの会話のどこが問題でしょうか?

> 「先生,○号室のAさん,今朝から熱発です.どうしますか?」
> 「うーん.感染かな? とりあえず週末だしメロペネムでもいっとこう.1日4回は大変だよね? 朝夕2回でオーダーしとくよ」
> 「わかりました」

● 話は変わりますが,今や2人に1人ががんになる時代といわれます[1].この表現については諸説ありますが,次の場合はどうでしょうか.

● 「○号室のAさん,腫瘍マーカの値が高かったんです.胸のレントゲンには白い影がありました」この後に医師が「うーん.たぶん,肺がんかな? とりあえずオプジーボいっとこう.朝夕2回で」と続くでしょうか? 起こりえない会話です.肺がんという疾患を診断するまでには,CTを撮り,細胞診を行い,遺伝子型を調べ,がんをタイピングして,"治療"という選択に至って初めて,もっとも効果的な抗がん剤とその投与方法を選ぶことに

[1] 厚生労働省:がんの罹患数と死亡数
https://www.mhlw.go.jp/stf/houdou_kouhou/kaiken_shiryou/2013/dl/130415-01.pdf (2019.8.15参照)

---

**著者プロフィール**(西　圭史)
杏林大学医学部付属病院 医療安全管理部 感染対策室勤務
初めから自転車に乗れる人はいません.でもいつか簡単に乗れる日が必ず来ます.

なります．さらにそこから患者の体重や腎機能，アレルギー歴を調べ，投与量やスケジュールを決定していくというのが診療の流れと思います．

●感染症診療においても5W1Hを基本に，誰（何菌）による感染なのか？（＝who），いつから始まった（感染症が起こった）のか？（＝when），どこの臓器が感染なのか？（＝where），ほかに何が起きているのか？（＝what），なぜ起きたのか？（＝why），程度はどのくらいなのか？（＝how），を考えることが重要です．

## 細菌の名前と抗菌薬の名前

●感染症にまつわる細菌や抗菌薬の名前はたくさんあって苦手！という先入観をよく耳にします．しかし，基本さえ理解できれば，後は推理小説を読み解くような感覚です．ぜひ，次のポイントだけでもつかんでください．

### 菌名を見慣れる

●多くの場合，細菌培養検査の結果はラテン名のみで記載されます．最初は読めずに難しいと感じますが，頻繁に目にする細菌は特定されてきますので，思い切って覚えましょう．とはいっても綴りを正確に覚える必要はありません．何となくの字面で覚えてください．菌名には細菌の性質のヒントが隠されていることが多くあります．

例）
*Streptococcus pneumoniae*：coccus 球菌，pneumoniae 肺炎
　　　→「肺炎球菌」
*Enterococcus*：Entero 腸管の，coccus 球菌
　　　→「腸球菌」

●また，代表的な耐性菌の名称はアルファベット数文字で略されることが多く，ほとんどの場合，後ろの1〜2文字は菌名を表す頭文字になっています．略語の意味が理解できると覚えやすいのではないでしょうか．

例）
MRSA：Methicillin-resistant *Staphylococcus aureus*
VRE：Vancomycin-resistant enterococci
PRSP：Penicillin-resistant *Streptococcus pneumoniae*

## 代表的な微生物

### 1．グラム陰性桿菌（腸内細菌科細菌）

#### ⅰ）PEK

- 臨床上問題となりやすい3種類の菌種（*Proteus* spp[1]：プロテウス属菌，*Escherichia coli*：大腸菌，*Klebsiella* spp：クレブシエラ属菌）の頭文字．
- 比較的抗菌薬が効きやすい．しかし，これらの細菌がESBL[2]という抗菌薬を分解する酵素を産生するようになると，これまで第一選択薬としていたペニシリン系薬とセファロスポリン系薬が分解され効かなくなってしまいます．

#### ⅱ）SPACE

- PEKの次に問題となりやすい5種類の菌種（*Serratia marcescens*：セラチア菌，*Pseudomonas aeruginosa*：緑膿菌，*Acinetobacter* spp：アシネトバクター属菌，*Citrobacter* spp：シトロバクター属菌，*Enterobacter* spp：エンテロバクター属菌）の頭文字．
- PEKに比べ抗菌薬が効きにくく，施設ごとの感受性（耐性傾向）の差が大きい．

### 2．グラム陽性球菌

#### ⅰ）*Streptococcus* spp

- レンサ球菌属．*S. pneumoniae*（肺炎球菌）や*S. pyogenes*（A群レンサ球菌）が有名．

#### ⅱ）*Staphylococcus* spp

- ブドウ球菌属．*S. aureus*（黄色ブドウ球菌）や*S. epidermidis*（表皮ブドウ球菌）が有名．
- 以前はペニシリンが有効でありましたが，ペニシリナーゼ（ペニシリン分解酵素）を獲得したことにより，ペニシリンが無効になりました．

#### ⅲ）*Enterococcus* spp

- 腸球菌属．*E. faecalis*や*E. faecium*が有名．
- セファロスポリン系薬は，そもそも感受性がありません（先天的に効かない）．

## 抗菌薬について勉強する際に

- 抗菌薬について勉強する際，添付文書や添付文書を抜粋した書籍を見る読者は多いと思いますが，これらを見てしまうと抗菌薬の勉強につまずくかもしれません．なぜなら，そこには適応菌種一覧などが載っていますが，承認時（数十年前）のままの記載のものや臨床では投与しない菌種，今では耐性化が進んで投与できない菌種も多数含まれています．またいろいろな抗菌薬の添付文書を見比べるとわかりますが，添付文書の適応菌種と実臨床の適応菌種には解離があるといっても過言ではありません．原理原則が

[1] spp とは属，ヒトでいうと西家の「家」に相当する．

[2] ESBL：
extended-spectrum $\beta$-lactamase（基質拡張$\beta$ラクタマーゼ）．基質となるペニシリン系薬のみ分解できるペニシリナーゼ（分解酵素）が，セファロスポリン系薬も分解できる（基質が拡張した）ように変異したペニシリナーゼのこと．

理解できるまでは，参考程度にするとよいと思います．

## 抗菌薬は系統別に一般名（略語もできれば）を覚える

- 院内採用の抗菌薬をすべて覚える必要はありません．商品名も覚える必要ありません．たとえば第一世代セファロスポリン系薬であれば商品名はセファメジン®α，一般名はセファゾリンナトリウム，略語はCEZですが，簡潔に「セファゾリン（CEZ：シーイーゼット）」と覚えて下さい．「〜ナトリウム」や「〜塩酸塩」などはオマケです．商品名で覚えると院内採用薬が変更になった場合や他施設に異動した場合に混乱します．また最近，後発医薬品は一般名で販売されますので，自施設でよくオーダーされる身近な抗菌薬は一般名を覚えましょう．

## 代表的な抗菌薬

PCG：ペニシリンG，ペニシリン系薬
CEZ：セファゾリン，第一世代セファロスポリン系薬
CTRX：セフトリアキソン，第三世代セファロスポリン系薬
CFPM：セフェピム，第四世代セファロスポリン系薬
VCM：バンコマイシン，グリコペプチド系抗MRSA薬

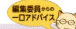

**◆薬剤耐性（AMR）対策アクションプラン**

2016年から厚生労働省が「むやみに抗菌薬を服用することで菌に薬剤耐性がついてしまう」と注意喚起するキャンペーンを展開していますが，まだまだ知られていません．
薬剤耐性に関する知識や理解を深め，適正に使用していく必要があります．

## 抗菌薬の適正使用

- 昨今，抗菌薬の適正使用という言葉をよく耳にします．では，どんな使い方が適正でしょうか．ただ効けばよいのであれば，効果を示す菌種の種類が広い抗菌薬を何種類も併用すればよいことになります．しかし，それでは抗菌薬併用による有害事象（腎障害や肝障害など）や，正常細菌叢を乱すこと（菌交代現象）による下痢症が増加するリスクだけでなく，多剤耐性菌を増加させてしまうリスクをまねくことになります[2][3]．よって，抗菌薬の適正使用とは，①効果は最大に，②毒性は最小に，③耐性化を起こさない投与のことと定義されます[4]．
- さて，本題に入ります．感染症を疑い抗菌薬を投与する状況では，以下のような思考プロセスが重要です[5]．

## 原因微生物と感染臓器を推定し，効果的な抗菌薬を選択する（empiric therapy）

- 感染症を疑った際，まず重要なのは何菌によるどの臓器の感染症なのかを推定することです．そして推定臓器の感染を判断できる検体を採取します．カテーテル感染症を疑えばカテーテル採血による血液と血管採血の血液を，尿路感染症を疑えば尿培養を採取

[2] Paul M et al：β lactam monotherapy versus β lactam-aminoglycoside combination therapy for sepsis in immunocompetent patients：systematic review and meta-analysis of randomised trials. BMJ 328(7441)：668, 2004
（エビデンスレベルⅡ）

[3] Ng TM et al：A multicenter case-case control study for risk factors and outcomes of extensively drug-resistant Acinetobacter baumannii bacteremia. Infect Control Hosp Epidemiol 35(1)：49-55, 2014
（エビデンスレベルⅣ）

[4] A public health action plan to combat antimicrobial resistance. http://www.cdc.gov/drugresistance/actionplan/html/index.htm

[5] 大曲貴夫："感染症診療のロジック 患者さんのモンダイを解決するキホンとアプローチ法"．南山堂，pp21-32, 2010

| 表1 | 微生物検査の流れ | | |
|---|---|---|---|

| 塗抹検査（グラム染色）→ | 分離培養検査 ————→ | 感受性検査 |
|---|---|---|
| 微生物を色や形によって4種類に分類 | 実際に微生物を増殖させて名前を決める | どの抗菌薬が治療で使えるかを調べる |

します．一般的に検体を提出してから，最終的な菌名や抗菌薬感受性結果が判明するまで3日程度を要します 表1 ．

● この間に推定される細菌に効果を示す抗菌薬として，多剤耐性菌の関与を疑えば広域抗菌薬の投与が許容されます．「推定→培養検査→抗菌薬の投与」の一連の流れを empiric therapy（経験的治療）とよびます．

● 患者背景，感染臓器から検出頻度の高い菌種を推定します．推定に沿い効果的な広域抗菌薬を選びます．

例1）カテーテル関連尿路感染症[6]
*E. coli*, *Klebsiella* spp に加えて *Citrobacter* spp, *P. aeruginosa*
→ CFPM，MEPM を選択

例2）血管内留置カテーテル関連血流感染症（成人）[7]
メチシリン耐性黄色ブドウ球菌，黄色ブドウ球菌以外のメチシリン耐性ブドウ球菌
→ VCM を選択

[6] JAID/JSC 感染症治療ガイド・ガイドライン作成委員会 編：XI. 尿路感染症. "JAID/JSC 感染症治療ガイド 2014". 日本感染症学会・日本化学療法学会, pp215-6, 2014

[7] 青木 眞："レジデントのための感染症診療マニュアル第3版". 医学書院, pp629-37, 2015

● カテーテル関連尿路感染症の場合，下記のような思考過程があれば，広域抗菌薬の使用は正当化されます．

「尿路感染があやしいかな．バルーンを抜去して尿培養と血液培養を採取しよう．普通の尿路感染なら PEK をカバーするけど，入院期間が長くカテ留置も長期だったから SPACE か ESBL 産生菌の可能性もあるかな．念のため MEPM を選択しよう」

ポイント：
・何菌によるどこの臓器の感染症なのかを推定し，抗菌薬を選択する．
・広域抗菌薬（CFPM，MEPM，VCM など）は，治療対象となる細菌が不明な段階で病態が不安定なときの最初の選択薬として有効．

## 細菌名と感受性結果を参考に，広域抗菌薬を狭域抗菌薬に de-escalation する[8]（definitive therapy）

● まず敵となる細菌について簡単に説明します．臨床上問題となる細菌は2つに大別されます．グラム染色で青色に染まるグラム陽性菌と赤色に染まる陰性菌です．グラム染色とは，細菌の細胞

[8] Leone M et al：De-escalation versus continuation of empirical antimicrobial treatment in severe sepsis：a multicenter non-blinded randomized noninferiority trial. Intensive Care Med 40(10)：1399-408, 2014
（エビデンスレベルII）

壁の構造の違いを利用して染色する検査ですが，この検査が抗菌薬の選択にとても重要です．また，形状は丸い菌（球菌）と細長い菌（桿菌）に大別します．菌種同定の結果が報告されたら，その細菌がグラム陽性なのか陰性なのか，丸い菌（球菌）か細長い菌（桿菌）かまず把握します．

- 細菌の耐性化が進んでいるとはいえ，第一選択薬とすべき薬剤は効果的で安全な薬剤です．どんな細菌に対しても，まず選択するのは$\beta$-ラクタム系薬です．細胞壁を合成阻害する薬剤の一つで，細胞壁の合成が阻害されると，溶菌（菌が自身の内圧に耐え切れず破裂すること）によって細菌は死んでしまいます．しかし，前項420頁にもありましたように，ヒトの細胞には細胞壁がないのでまったく影響しません．他の抗菌薬に比べて臨床上問題となる大きな副作用も薬物相互作用もきわめて少ない使いやすい薬剤です（それゆえに臨床現場で誤用されがちです）．

- 開発は初期のペニシリンGから始まり，第一世代セファロスポリン系薬→第二世代→第三世代と進むにつれ，グラム陽性菌から陰性菌へとスペクトルが拡大し，臓器移行性も良好になります．しかし，グラム陽性菌に対する殺菌力は衰えますので要注意です．そして第四世代は第三世代のグラム陰性菌への殺菌力と第一世代の陽性球菌への殺菌力を併せもっています．そのため，グラム陽性菌のみをターゲットとするような場合であれば第一世代を，グラム陰性菌のみをターゲットとするなら第三世代を使います（実際には複数菌種による感染の場合もあり，そのときは第四世代を考慮する必要があります）．

- 表2 表3 に菌種ごとの抗菌薬有効性の一覧を記載しました．抗菌薬は右にいくほど，世代が上がり，スペクトルが広がるイメージです．

### 表2　グラム陽性球菌（3つの～coccus）

| | | 起こしやすい感染症 | PCG | CEZ | VCM |
|---|---|---|---|---|---|
| Streptococcus（レンサ球菌） | S. pneumoniae（肺炎球菌），S. pyogenes | 肺炎 蜂窩織炎 壊死性筋膜炎 | ○ | ○ | ○ |
| Staphylococcus（ブドウ球菌） | MSSA | 創部感染 | × | ○ | ○ |
| | MRSA | カテーテル感染 | × | × | ○ |
| Enterococcus（腸球菌） | E. faecalis | 心内膜炎 | ○ | × | ○ |
| | E. faecium | 尿路感染 | × | × | ○ |

菌種別にPCG，CEZを優先するが，これらにアレルギーを示す場合や耐性の場合はVCMを使用する（VCMはMRSAだけではない点に注意）．
上記の菌種による髄膜炎の場合は，CEZは髄液移行性が悪いので使用しない．
Enterococcusは CEZをはじめとする全セフェム系に自然耐性を示すので使用しない．

## 表3　グラム陰性桿菌（PEK＋SPACE）

| | PCG | CEZ | CTRX | CFPM | MEPM |
|---|---|---|---|---|---|
| PEK | × | ○ | ○ | ○ | ○ |
| PEK（ESBL産生） | × | × | × | × | ○ |
| SPACE | × | × | ○<br>（Pは×） | ○ | ○ |

P：緑濃菌.

● カテーテル関連尿路感染症の続きです.

> 「先生，尿培養の結果，菌種は ESBL を産生しない *Escherichia coli* でした．状態も安定しましたし MEPM でなくても大丈夫です．スペクトルが広すぎて腸内の正常細菌叢を乱す前に CEZ に変更ですね」

● 表2，3から抗菌薬を選択し，アレルギーの有無や相互作用を確認して，患者ごとの体重や腎・肝機能をもとに投与量や間隔を決定します．empiric therapy で始めた治療薬を，微生物学的検査の結果から患者の状態も踏まえてスペクトルの狭い抗菌薬に変更することを de-escalation（狭域化），および，スペクトルを広げる escalation も含めた過程を definitive therapy（確定治療）とよびます.

## β-ラクタム系薬以外の薬剤

● β-ラクタム系薬より優先して使用する状況は限定されますが，使用を検討するのは下記の場合です．詳細は臨床で必要になったときに改めて成書で学習してください.

> ① β-ラクタム系薬にアレルギーがある場合
> ② β-ラクタム系薬に耐性を示す細菌に対して（おもに SPACE に対して）
> ③ 外来での内服薬治療（β-ラクタム系内服薬は体内への吸収率が低く，半減期が短い）
> ④ 細胞壁のない非定型細菌や β-ラクタムに自然耐性を示す細菌に対しての使用（マイコプラズマやレジオネラ，*Stenotrophomonas maltophilia* など）

## おわりに

● かなり簡単ですが，β-ラクタム系薬の使い分けを中心に記載しました．抗菌薬や微生物について，苦手意識をもっている読者がまだまだ多いと思います．ぜひこの機会に苦手意識を克服し，臨床に役立ててください.

**好評発売中**

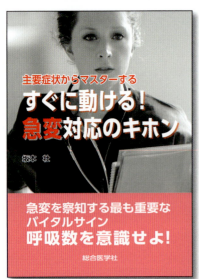

主要症状からマスターする
# すぐに動ける！急変対応のキホン

坂本　壮　順天堂大学医学部附属練馬病院
　　　　　　救急・集中治療科

病棟や外来で遭遇することの多い
5つの症状の急変対応を身につけよう！

セミナーや多くの著書でも大人気！坂本壮先生の"急変"本、好評発売中です！

急変現場における重要エッセンスをクリアカットに解説！

本書を一読すれば、患者の病状を理解してアセスメントする力がつき、自信をもって担当医を動かす力が身につきます！

A5判／4色刷　128頁
定価（本体2,300円＋税）
ISBN978-4-88378-671-8

### 主な目次

**1　心停止**
- 心停止の4つの波形
- 意識と呼吸に注目する！
- 胸骨圧迫
- 気管挿管
- 心停止時に使用する薬剤
- DNR, DNAR の意味を理解しておく
- 窒息への対応

**2　意識障害**
- 意識障害の客観的な評価方法
- 意識障害の原因
- 意識障害の鑑別
- 低血糖の3条件
- 低血糖の治療
- 医師を呼ぶ前にすべきこと
- 菌血症, 敗血症が疑われたら fever work up！
- 電解質異常, アルコール, 肝性脳症, 薬物, 精神疾患は除外診断！
- 疑わなければ診断できない！AIUEOTIPS を上手に利用せよ！
- せん妄を正しく判断しよう！
- できる看護師のアプローチ

**3　意識消失**
- 失神（syncope）
- 医師を呼ぶ前にすべきこと
- 痙攣（seizure）
- 医師を呼ぶ前にすべきこと

**4　アナフィラキシー**
- アナフィラキシーとは？
- アナフィラキシーのよくある原因
- アナフィラキシーの診断基準
- アナフィラキシーを疑ったら
- アドレナリンの適正使用
- アナフィラキシーショック
- アドレナリン以外に大切なこと

**5　発　熱**
- 院内の発熱の原因は？
- 見逃してはいけない2つの病態
- 1：敗血症（セプシス, Sepsis）
- 2：菌血症（Bacteremia）
- 院内発症の感染症疾患：誤嚥性肺炎, 尿路感染症, カテーテル関連血流感染症
- 非感染性疾患の発熱

**総合医学社**　〒101-0061　東京都千代田区神田三崎町1-1-4
TEL 03(3219)2920　FAX 03(3219)0410　http://www.sogo-igaku.co.jp

# Ⅳ. 患者観察の必須知識と インシデント事例

○ **輸液中の患者観察**
〜あなたの目配りが頼みの綱〜　432

○ **インシデント事例1**
〜輸液管理は観察に始まり観察に終わる !? 〜　439

○ **インシデント事例2**
〜安全のためのダブルチェックについて考えよう〜　447

# IV. 患者観察の必須知識とインシデント事例

# 輸液中の患者観察
## 〜あなたの目配りが頼みの綱〜

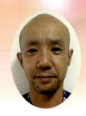

地方独立行政法人 那覇市立病院
(集中ケア認定看護師)
里井 陽介（さとい ようすけ）

## エビデンス & 臨床知

### エビデンス
☑ 静脈炎や点滴漏れの医原性疾患を回避，早期に対処しよう．

### 臨床知
☑ リスクのある薬剤/輸液を投与する場合には，投与状況をこまめに観察しよう．
☑ 血管障害のリスクは患者側にも存在する．

## 輸液は安全にそして確実に投与できているか確認が必要

- 輸液を投与する手段としては，末梢静脈カテーテル，末梢挿入型中心静脈カテーテル（peripherally inserted central catheter：PICC），中心静脈カテーテル（central venous catheter：CVC）があります．これらは，当然のことながらしっかりと静脈に確保され，輸液や薬剤が血管内に届かなければ意味はありません．そのためには，刺入部や固定の状況，輸液ルート，接続部に至るまで問題がないかきちんとチェックする必要があります．

- CVC や PICC による重篤な医原性疾患は，カテーテル関連血流感染（catheter related blood stream infection：CRBSI）があり，全身の血液感染症に発展するため，とくに注意が必要です．末梢静脈カテーテルにおいては，病院のなかでもっとも使用されるデバイスであり，入院中の患者の約 70% に留置されているとの報告もあります[1]．ICU では，ほとんどの患者に留置されているかもしれません．末梢静脈カテーテルによる静脈炎や血管外漏出，いわゆる点滴漏れなどの医原性疾患は，日常の臨床において比較的遭遇率が高く，通常は大きな問題にはなりません．しかしときに皮膚全層壊死など重篤な結果を生じることがあります．そのため，輸液中の患者は，静脈路から輸液本体まで問題がなく投与できていることを常に確認する必要があります．

[1] Zingg W et al：Peripheral venous catheters：an under-evaluated problem. Int J Antimicrob Agents 34 (Suppl 4)：S38-42, 2009

### 著者プロフィール（里井陽介）
2000 年おもと会沖縄看護専門学校卒業，2009 年に那覇市立病院へ入職．2011 年 ICU 配属．2013 年 集中ケア認定看護師取得
モットーは新卒時の病院の理念である「手には技術を，頭には知識を，患者様には愛を」

## 輸液中の患者を観察するときは，どのようなポイントを確認するか

- 輸液中の患者観察は，患者側からチェックすることが原則です．まずは刺入部から観察し，固定状況，点滴ラインをたどり三方活栓などの接続部，輸液ポンプなどの医療機器，輸液または薬剤を確認します 図1 ．以下にそれぞれのチェックポイントを述べます．

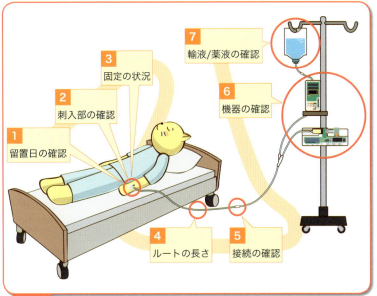

図1 輸液中の患者の観察ポイントと順序

### 留置針の留置日の確認（図1 1）

- 末梢静脈カテーテル刺入部位にドレッシング材を貼付し，**留置日を記入します**．末梢静脈カテーテルや CVC，PICC は，長期にわたり同一部位に留置すると，カテーテル関連感染症のリスクが上昇すると考えられています．

エビデンス1

#### エビデンス1

**刺入部位の確認を行いましょう**

2011 年のアメリカ疾病予防管理センター（CDC）から血管内留置カテーテル由来感染の予防のためのガイドラインが発表されました．そのなかで，「感染や静脈炎を回避するために，末梢静脈カテーテルは 72～96 時間未満で交換する必要はありません」と強く推奨されました．また，同ガイドラインでは「臨床上必要なときに限った成人患者での末梢カテーテルの交換に関して勧告はなされていない」（エビデンスが不十分であり未解決の問題）とも記されています[2]．

[2] Guidelines for the Prevention of Intravascular Catheter-Related Infections, 2011（Cardinal Health Japan 社版；森兼啓太 監訳「血管内カテーテル関連感染防止 CDC ガイドライン 2011」）
https://www.cardinalhealth.jp/content/dam/corp/web/documents/patient-recovery-jp/brochure/cardinal-health-jp-cdc-guideline-2011.pdf
（2019.8.19 参照）

その後，いくつかの研究を統合し分析を行ったメタ分析において「臨床的に必要な場合のみの交換」でも，静脈炎やカテーテル由来血流感染のリスクは変わらないことが報告されています（実施を強く推奨）[3]．この研究報告では，勤務のチェンジをするときに互いに各刺入部位において感染や静脈炎の徴候がないかチェックすることを推奨しています．いずれにせよ，静脈炎回避のために72時間未満の留置針の交換はいらず，まずは静脈炎などの徴候をこまめに観察し，早期対処することが重要といえます．

[3] Webster J et al：Clinically-indicated replacement versus routine replacement of peripheral venous catheters. Cochrane Database Syst Rev 1：CD007798, 2019

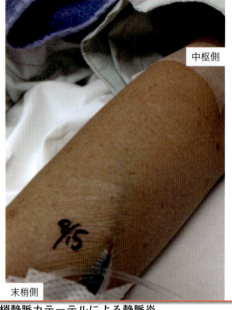

**図2　末梢静脈カテーテルによる静脈炎**
末梢から中枢にかけて血管に沿って発赤した索条硬結をみとめる．点滴刺入部から血管に沿って静脈炎が確認できる．

## 刺入部の確認[4]（図1 2）

- 静脈炎や血管外漏出の徴候がないか確認します．静脈炎は，図2 に示すとおり，静脈に沿った太い発赤や熱感，硬結や浮腫，疼痛といった徴候がみられます．このような徴候をみとめた場合は，**末梢静脈カテーテルは抜去します**[2]．静脈炎は，投与される薬液のpHや浸透圧，輸液の速度や血管そのものの状態や太さ，カテーテルの太さなど，複数の因子に影響を受けます[5]．静脈炎の早期に現れる症状は静脈の収縮であり，投与された薬液は静脈の収縮によって血液で希釈されにくくなり，局所の炎症をきたし，血管内皮障害によって静脈炎や血管外漏出へと進展します．

[4] 日比野将也 他：輸液の薬理学：薬物としての輸液製剤を考える．INTENSIVIST 9(2)：273-98, 2017

エビデンス2

臨床知1

[5] Thayssen P：Postinfusion phlebitis and the calibre of the catheter. Ugeskr Laeger 135(24)：1238-41, 1973

### エビデンス 2

#### カテーテル抜去が必要となるケース

患者に静脈炎（熱感，圧痛，紅斑，触診可能な索条硬結など），感染，カテーテルの機能不全いずれかの徴候をみとめた場合は，末梢静脈カテーテルを抜去します（実施を強く推奨）[2]．患者には，点滴刺入部位に痛みがでたら，すみやかにスタッフを呼ぶように説明しましょう．

**臨床知 1　静脈炎予防には，太い血管に細いカテーテル**

静脈炎を回避するには，太い血管に細いカテーテルを留置するとよいとされています[5]．太い血管に留置することで，投与された薬剤や輸液がただちに希釈され，さらに血流によって中枢側に洗い流され，投与された薬剤がとどまりにくいためと考えられています．また，細いカテーテルで機械的刺激を避けることで静脈炎をきたしにくいと考えられています．

## ドレッシング材および固定状況を確認する（図1 ❸）

- 末梢静脈カテーテルの固定を不安定な部位で行うと，カテーテルが静脈内で動いてしまうため血管内膜に損傷が生じ，機械的静脈炎のリスクが高まります．また，関節周囲や手背など不安定な部位に末梢静脈カテーテルが留置されている場合は，ドレッシング材も剥がれやすくなるため注意します．ドレッシング材は，**滅菌の透明なドレッシング材か滅菌ガーゼが推奨**されていますが，ドレッシング材が不透明な場合は，**触診で圧痛の有無を確認**しましょう．

エビデンス3
エビデンス4

### エビデンス 3

#### ドレッシング材は透明を選択

「カテーテル部位を覆うために，滅菌ガーゼか滅菌・透明・半透明のドレッシングのいずれかを使用する」，さらに中心静脈カテーテルや末梢静脈カテーテルに限らず，「ドレッシング材が湿っていたり，緩んでいたり，明白に汚れている場合は交換をします」と推奨されています（実施を強く推奨）[2]．

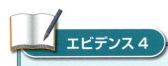

> **視診と触診で確認**
> ドレッシング材の上から触診で圧痛の有無，透明なドレッシング材を使用している場合は視診で毎日刺入部位のチェックをします．刺入部位が目視できない場合でも，感染の徴候がみられないかぎり，除去しないことを勧めています（実施を提案）[2]．ただし，局所圧痛など感染徴候がみとめられた場合は，ドレッシング材を除去して視診でチェックしましょう．

## ルートの確認（図1 [4]）

- 輸液ルートが短すぎると可動域が制限されるほか，事故抜針の原因となります．しかし，長すぎても床に付いて不潔になる可能性があります．患者のADLも考慮し，適切なルートの長さに調整します．

## 接続の確認（図1 [5]）

- 三方活栓をくり返し締めつけたり，プロポフォールのような脂肪乳剤を含む薬剤を投与したりすると，2〜3日で三方活栓にひび割れが発生することがあり，定期的な交換が必要となります[6]．また延長チューブや三方活栓の接続外れにより薬液が漏出する危険性があります．三方活栓を複数使用すると，接続外れや破損の危険があります．三方活栓同士の接続・使用は最小限にするよう心がけましょう．

## 輸液ポンプ・シリンジポンプ（図1 [6]）

- 自然滴下の場合とは違って，輸液・シリンジポンプは点滴漏れがあっても簡単には注入を停止しません．点滴漏れがあっても，ある程度の組織圧に到達するまで輸液を注入し続けます．その結果，多くの輸液や薬剤が皮下組織へ注入され組織を圧迫するため，壊死が生じやすくなります．また，輸液ポンプなどの医療機器を過信してはいけません．機械の誤作動などの可能性はゼロではないので，必ず人間のチェックが必要になります．輸液の残量と積算量に違いはないか確認します．また，機器の電源をつけたと思い込んでしまい，実際には機器が作動していなかったということがあるので注意します．

---

**編集委員からの一口アドバイス**

使用する薬剤同士の配合によって，ルート内が白濁したり，結晶化してしまうケースがあります．接続前に，どこのルートから接続するのか，すでに使用されているルートであればどんな輸液や薬剤が流れているのか，接続する製品との配合変化は起こりえないのかを確認しておくことも必要です．使用中ルートの側管接続部においては，前回投与した薬液が三方活栓に残っていることもありますので注意が必要です．

[6] 厚生労働省医薬食品局「医薬品・医療用具等安全性情報 No.196」
https://www.mhlw.go.jp/houdou/2003/12/h1225-4.html（2019.8.28参照）

## 輸液および薬液の確認（図 1 [7]）

● 末梢静脈からは浸透圧比は「3」を超えなければ投与してもよいとされています．しかし，薬剤によっては浸透圧比が「3」を超えるものも多く存在します[7]．高浸透圧の薬剤が血管外漏出した場合には，重篤な組織障害をひき起こす危険性が高く，注意深い観察や対処が求められます．pH に関しては，酸性やアルカリ性に逸脱するほど血管内膜の損傷をきたすため，静脈炎のリスクは上昇します[8]．アルカリ性の強い薬剤は，血管外漏出すると広範囲に薬剤が浸透しやすく，組織障害をきたしやすいため注意が必要です 表1 ．

● そのほかの血管外漏出に注意するべき薬剤としては，血管収縮薬や電解質補正の製剤，プロポフォールなどが挙げられます 表2 ．プロポフォールはアポトーシスを誘発する神経毒性を備えているため，血管外漏出や静脈炎を発生するリスクが高いと報告があります[9]．カテコラミンを代表とする血管収縮薬は，血管外漏出するとその薬理作用から，動静脈の収縮をひき起こし，皮膚組織壊死に至ります．ICU でよく使われる薬剤にニカルジピンやハンプ®がありますが，ニカルジピンは使用時間が 14 時間を超えると血

[7] 名徳倫明：輸液製剤の特徴から見た輸液ライン管理のあり方〜輸液ライン管理における医薬品に関連した諸問題とその対策〜．静脈経腸栄養 29(2)：717-24, 2014

[8] Elfving G et al：Effect of pH on the incidence of infusion thrombophlebitis. Lancet 1(7444)：953, 1966

[9] Jevtovic-Todorovic V et al：Early exposure to common anesthetic agents causes widespread neurodegeneration in the developing rat brain and persistent learning deficits. J Neurosci 23(3)：876-82, 2003

---

**表1** 酸性およびアルカリ性の強い薬剤および輸液製剤 （一例）

| 酸性度の強い薬剤および輸液製剤 | | アルカリ性度の強い薬剤 | |
|---|---|---|---|
| 製剤名 | pH | 製剤名 | pH |
| ボスミン® | 2.3〜5.0 | ゾビラックス® | 約 10.4 (2.5 mg/mL NS) |
| バンコマイシン | 2.5〜4.5 (5 mg/mL NS) | ネオフィリン® | 8.0〜10.0 |
| ペルサンチン® | 2.5〜3.0 | ビクシリン® | 8.0〜10.0 (100 mg/mL WFI) |
| プリンペラン® | 2.5〜4.5 | ソルダクトン® | 9.0〜10.0 (10 mg/mL NS, WFI) |
| モルヒネ | 2.5〜5.0 | アレビアチン® | 約 12 |
| ハイカリック®液 | 3.5〜4.5 | ラシックス® | 8.6〜9.6 |
| ソルデム®3A | 5.0〜6.5 | タケプロン® | 10.6〜11.3 (6 mg/mL NS) |
| ミリスロール® | 3.5〜6.0 | ユナシン®-S | 8.0〜10.0 (150 mg/mL WFI) |
| ペルジピン® | 3.0〜4.5 | 含糖酸化鉄 (フェジン®) | 9.0〜10.0 |
| ドブトレックス® | 2.7〜3.3 | フォリアミン® | 8.0〜11.0 |
| ドルミカム® | 2.8〜3.8 | プロスタルモン®・F | 7.0〜9.5 |
| インデラル® | 2.8〜3.5 | メイロン® | 7.0〜8.5 |

※ NS：生理食塩水，WFI：注射用水

（文献[7]を参照して作成）

| 表2 | 血管外漏出に注意が必要な薬剤（一例） | | |
|---|---|---|---|
| 種　類 | 薬剤名 | | 理　由 |
| 高浸透圧薬 | マンニトール，造影剤，ビーフリード®，メイロン®，20％ブドウ糖液など | | 漏出した薬剤が，血管や周囲の細胞内から水を引き，少量の血管外漏出でも大量漏出の場合と同じ障害をきたす |
| 血管収縮薬 | ドパミン，ノルアドレナリン | | 薬理作用に基づいて血管収縮による虚血をもたらし皮膚障害きたす |
| 強アルカリ性（表2） | アレビアチン®，メイロン®，ラシックス® | | 薬剤が周囲に浸透しやすく，広範囲に組織障害をきたす |
| 電解質 | KCl，カルチコール® | | KイオンやCaイオンを含み，細胞膜の働きを阻害し皮膚障害をきたす |
| その他 | プロポフォール，バンコマイシン，ハンプ®など | | |

管障害のリスクが高まることが報告されています[10]．ハンプ®は72時間を超えると血管障害の発現リスクが高まります[11]．

- 以上のように，日常的に使用する輸液や薬剤のなかには組織障害のリスクの低いものから高いものまでさまざまです．とくにリスクの高い薬剤を投与する場合には，事前に末梢静脈カテーテルが問題なく使用できることを確認し，投与中も異常がないか確認しましょう．

[10] Wallin JD et al：Intravenous nicardipine for the treatment of severe hypertension. Am J Med 85（3）：331-8, 1988

[11] 遠山泰崇 他：カルペリチド注射液による血管障害の危険因子の解析. 医療薬学 45（4）：222-7, 2019

## 患者側における血管障害のリスク因子

- 静脈炎や血管外漏出などの医原性疾患のリスク因子は，患者側にも種々の要因があります．以下のようなケースでは，発見が遅れたり，重篤な結果に至る可能性がありますので，よりこまめに観察を行い，異常の早期発見に努める必要があります．

①高齢者
　痛みに対する反応が鈍く，薬液漏出の発見が遅れることや，訴えがはっきりしないことがある．
②糖尿病
　高血糖による血管内膜障害によって脆弱している可能性がある．
③穿刺部位が手背，足背である
　血管が細く，血流も遅いため静脈炎を生じやすく，血管外漏出のリスクが高まる．
④患者に麻痺や意識障害がある
　筋肉の運動障害がある患者に点滴を行った場合は，浮腫をきたしやすく，さらに，静脈炎や血管外漏出による痛みが鈍化しており，発見が遅れやすい．
⑤すでに何度か穿刺されて，血管が傷ついている
　血管自体が傷ついており，血管外漏出しやすい状態になっている可能性がある．

# Ⅳ. 患者観察の必須知識とインシデント事例

# インシデント事例 1
## ～輸液管理は観察に始まり観察に終わる!?～

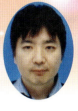

東海大学医学部付属病院
ICU/CCU（集中ケア認定看護師）　大沢　隆（おおさわ　たかし）

## エビデンス＆臨床知

### エビデンス
- ☑ 末梢カテーテルにおける合併症の発生率は35～50％にのぼる．
- ☑ 合併症のうち静脈炎の発生頻度は高い．
- ☑ 感染や静脈炎のリスクを減らすために72～96時間よりも頻繁に末梢カテーテルを交換する必要はない．
- ☑ 静脈炎（熱感，圧痛，紅斑，触診可能な索条硬結など），感染，カテーテルの機能不全のいずれかの徴候をみとめた場合は，末梢静脈カテーテルを抜去すること．

### 臨床知
- ☑ 薬剤投与前には，pHと浸透圧を確認しよう．
- ☑ 配合変化は調剤時から起こる場合がある．
- ☑ 配合変化を生じた場合は，点滴・ルートを交換する．
- ☑ 点滴投与前・投与中・投与後には観察を行う．
- ☑ 点滴投与時の観察は，点滴刺入部からボトルまでを行う．

## はじめに

●輸液は，ルート選択や輸液ポンプ・シリンジポンプなど機器の使用，デバイス管理など看護師の一業務として任されることが多いです．また，入院中の患者の多くは点滴を行っており，安全に留意した輸液管理を行わなければなりません．しかし，輸液管理にまつわるインシデントは毎年多数報告されており，なかには患者の治療へ影響を及ぼしてしまう事例も報告されています．今回は事例を通じてインシデントの予防と早期発見について考えていきたいと思います．

---

**著者プロフィール**（大沢　隆）

2008年 看護学校卒業後，東海大学医学部付属病院へ入職．中央手術室配属を経て2010年より7B病棟（ICU・CCU）へ異動となる
2015年 杏林大学医学部付属病院集中ケア認定看護師教育課程へ進学，2016年 集中ケア認定看護師取得．現在に至る

「観察」と一言でいっても，看護師が観察すべきポイントは患者の全身にあります．当然何もないに越したことはないですが，インシデントにつながる事象などは，予防と早期発見できることが望ましいです．そのための観察ができる・できないの差はその人の看護力の差ではないでしょうか．できる看護師さんは，輸液管理に限らず患者さんをよく観ていると思います．できる看護師を目指して患者さんをよく観るようにしましょう．

## 事例 1

70代女性（診断名：肺炎・敗血症）
上記診断に対して輸液・抗菌薬による加療を行っていた．酢酸リンゲル液（ソリューゲン®F）の持続投与とタゾバクタム・ピペラシリンナトリウム（タゾピペ®配合静注用2.25）1日3回・1回2.25 mg，バンコマイシン（バンコマイシン塩酸塩点滴静注用0.5 g）1日2回・1回0.5 g，ランソプラゾール（タケプロン®静注用30 mg）1日2回・1回30 mgが投与されていた．口中追加指示として，酢酸リンゲル液にリン酸2カリウム注射液キット（20 mEq）1本ビン注の指示が出された．夕方の側管投与時にルートを確認すると，ルート内に結晶化した浮遊物がみられ，ルート内が白濁していた．

## 配合変化

● 事例では，薬剤の追加投与により配合変化を生じたため，結晶化や白濁がみられたと考えられます．配合変化は，「1. pHの変動」と「2. 滴定酸度」，「3. 点滴製剤由来」のものが大きく関与しているとされます．

### 1. pH

● 薬剤の組成には，人間の血液と同じようにpHがあり，酸性の薬剤，アルカリ性の薬剤の両方が存在します．酸性の薬剤とアルカリ性の薬剤では，pHの変動により配合変化を起こしやすいとされます．事例では，ソリューゲン®F（pH 6.5〜7.5）の持続投与に側管からタゾバクタム・ピペラシリンナトリウム（タゾピペ®；pH 5.0〜7.0)，バンコマイシン（バンコマイシン塩酸塩点滴静注用；pH 2.5〜4.5)，ランソプラゾール（タケプロン®；pH 10.6〜11.3)が投与されています．ここでいちばん注意が必要なのは，ランソプラゾールを投与する場合です．他の3剤は酸性〜中性なのに対して，ランソプラゾールはアルカリ性です．そのため，ランソプラゾールの投与時には，酸性とアルカリ性の混合により配合変化が起こりやすいと考えられます．

### 2. 滴定酸度

● 輸液の配合により沈殿などを生じる理由として，滴定酸度が挙げられます．滴定酸度とは輸液製剤のpHを血液中のpHである7.40まで中和するのに必要な塩基の量のことです．多くの輸液には酸が添加されており，これが配合変化に影響するとされています．今回用いられている酢酸リンゲル液は0.09 mEq/Lと少ないため，滴定酸度による影響は少ないと考えられます．

### 3. 点滴製剤由来

● 配合変化には，その輸液・薬剤がもつ注意点もあります．酢酸リンゲル液の添付文書には，注意事項の一つに「リン酸イオン及び炭酸イオンと沈殿を生じるので，リン酸塩又は炭酸塩を含む製剤と配合しないこと」と記載されています．また，リン酸2カリウム注キットにも同様に「カルシウムイオンと沈殿を生じるので，カルシウムを含む製剤を配合する場合は注意する」と記載があります．このように，薬剤にはその薬剤独自の注意点もあります．

● 今回の事例では，リン酸2カリウム注キットが追加投与後に配合変化が生じています．そのため，注意事項にあるカルシウムイオンとリン酸イオンとの配合により変化を生じてしまったと考えることができます．

## 配合変化が起こったらどうなる？

● 基本的に，配合変化を生じた薬剤は，患者への投与はできません．それは化学反応により本来の効果（薬効）が期待できなくなるからです．さらに，薬剤の拮抗作用や相互作用が生じている場合もあります．事例にあるバンコマイシン塩酸塩点滴静注用の添付文書には，相互作用の併用注意として，「全身麻酔薬の同時投与によりアナフィラキシー反応等の副作用が発現する事があるので，全身麻酔の開始1時間前には本剤の点滴静注を終了する」とあります．このように本来の効果を損なうだけでなく，拮抗作用や相互作用を増強させてしまう場合があります．そのため，患者への悪影響を予防するため，配合変化を起こさないようにしていく必要があります．もし，配合変化を起こしてしまった場合，薬剤の交換やルートの交換，閉塞などが生じた場合はデバイスごと入れ替えを行う必要もあり，患者へ侵襲をともなった処置が必要な場合もあります．

## 対策はどうすればよい？

### 1. 添付文書を確認する

● 配合変化の基本的な予防策は添付文書を確認することです．添付文書には，pHや調剤時の注意事項などが必ず記載してあります．そのため，新たな薬剤の投与時に確認することで，配合変化を予防することができます．

### 2. 薬剤師に相談する

● すべての薬剤の添付文書が確認できればよいですが，治療上多くの薬剤を投与する場合や，急いで投与したい場合など，すべての薬剤の添付文書を確認するのは難しいと思います．そのため，当院ICUでは，ICUでよく使われる薬剤の配合変化を一覧にまとめており 図1 ，投与前にはそれを基に投与ルートの選択を行って

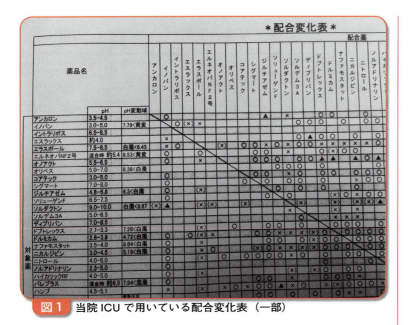

図1 当院ICUで用いている配合変化表（一部）

います．また，一覧に載っていない薬剤などは薬剤師に相談します．

### 3．指示の変更を相談する

- 事前に配合変化を生じる可能性が高い場合，医師への薬剤の変更を相談することも必要です．また，薬剤の変更が不可能な場合，他の薬剤を止めたうえで生理食塩水などの溶解液を流すことで，ルート内に配合変化を生じる薬剤を残さず投与することが可能です．この場合，薬剤の変更や投与方法なども含め医師・薬剤師へ相談しましょう．

## 事例1のまとめ

- 配合変化は，薬剤を混注した時点から生じる場合があります．そのため，配合変化した薬剤を患者に投与しないためには，まず混注薬剤を投与前に観察することが重要になります．また，配合変化は薬剤の濃度や単剤・多剤の違いなど，条件により予防することが難しい場合もあります．その場合，投与後に薬剤やルートに変化を生じていないか観察することにより早期発見することができ，患者への影響を最小限にすることができます．投与前・投与直後・投与中・投与終了後など，点滴ボトルやルートをこまめに観察していくことが重要です．

## 事例2

80代男性（診断名：急性心筋梗塞）
心筋梗塞に対し経皮的冠動脈形成術施行後，ICU入室した．血

圧が低かったため，左前腕に末梢静脈カテーテルが挿入され，生理食塩水 40 mL/時，ノルアドレナリン 5A/生理食塩水 45 mL を 4 mL/時で持続投与していた．入院 2 日めに点滴刺入部および，中枢側の血管に沿って発赤と疼痛，熱感をみとめた．

## 静脈炎

● 静脈炎とは，静脈内膜に起こる炎症反応とされています．静脈炎は，発生の原因により「1．化学的静脈炎」，「2．機械的静脈炎」，「3．細菌性静脈炎」に分類されます．

### 1．化学的静脈炎

● 通常，人間の血液は pH 7.35〜7.45 に保たれています．そこに酸性・アルカリ性の輸液が投与されることにより，炎症が起こったり，内膜の損傷が起こったりします．強酸性や強アルカリ性といった pH が中性からより離れた薬品の場合は，それだけ血管への刺激も強くなり，静脈炎の発生のリスクも高くなります 表1 ．

● pH と合わせて化学的静脈炎を起こす要因となるのが浸透圧です．浸透圧とは水 1 kg 当たりに溶けている粒子の数で，数が大きくなるほど浸透圧が高いとされます．生理食塩水に対する比率で表示されることが多いですが，浸透圧比が 3 を超えると静脈炎や血管痛のリスクが急増するため，末梢静脈カテーテルでは浸透圧

**表1** 強酸性・強アルカリ性薬剤の一例

| | pH | 薬品名 |
|---|---|---|
| 強酸性<br>（pH＜4.0）<br>の薬剤 | 2.3〜5.0 | アドレナリン注射液（ボスミン®） |
| | 2.3〜5.0 | ノルアドレナリン注射液（ノルアドリナリン®） |
| | 2.7〜3.3 | ドブタミン塩酸塩注射液（ドブトレックス®） |
| | 2.5〜5.0 | モルヒネ塩酸塩注射液 |
| | 2.8〜3.8 | ミダゾラム注射液（ドルミカム®） |
| | 3.0〜4.5 | ニカルジピン塩酸塩注射液（ペルジピン®） |
| | 3.2〜4.0 | ミルリノン注射液（ミルリーラ®） |
| | **pH** | **薬品名** |
| 強アルカリ<br>（pH＞8.0）<br>の薬剤 | 約 12 | フェニトインナトリウム注射液（アレビアチン®） |
| | 約 10.4 | 注射用アシクロビル（ゾビラックス®） |
| | 9.0〜10.0 | 注射用カンレノ酸カリウム（ソルダクトン®） |
| | 8.6〜9.6 | フロセミド注射液（ラシックス®） |
| | 10.6〜11.3 | 注射用ランソプラゾール（タケプロン®） |
| | 7.5〜8.5 | 注射用シベレスタットナトリウム（エラスポール®） |
| | 9.5〜11.0 | オメプラゾールナトリウム水和物中和剤（オメプラール®） |

### 表2 浸透圧比の高い薬剤の一例

| | 浸透圧比 | 薬品名 |
|---|---|---|
| 高浸透圧製剤<br>(浸透圧比＞3) | 約6 | 炭酸水素ナトリウム注射液（メイロン®） |
| | 約29 | フェニトインナトリウム注射液（アレビアチン®） |
| | 6〜7 | 塩化カリウム注射液 |
| | 約7 | 濃グリセリン・果糖注射液（グリセオール®） |
| | 約4〜11 | 高カロリー輸液 |
| | 1 | 生理食塩水 |

3が上限とされています 表2 ．

### 2．機械的静脈炎

● カテーテルの機械的刺激や，頻繁な穿刺，固定の不確実などが原因で血管内膜を損傷することにより起こります．関節に近い血管への穿刺は，屈曲や体動により静脈内でのカテーテルの位置ズレの原因となり，血管内膜へ機械刺激を生じさせます．それにより炎症や損傷を生じる場合があります．

### 3．細菌性静脈炎

● カテーテル刺入部の感染により生じる静脈炎です．不適切な清潔操作や不十分な消毒などといった挿入時の汚染や，汗などの体液によるドレッシングの汚染が原因となる場合があります．

## 静脈炎が起こったらどうなる？

● 静脈は静脈内膜に炎症が起こるため，血管に沿って発赤や腫脹，疼痛，熱感など炎症反応がみられます．静脈炎が悪化すると，炎症の範囲が広がったり，場合によっては皮膚の壊死が生じます．薬剤の浸潤により壊死が広範囲に広がると，外科的処置が必要になる場合もあります．そのため，すみやかに点滴の入れ替えを行わなければなりません．

### エビデンス1

#### 静脈炎ってどのくらい起こる？

末梢静脈カテーテルは，入院患者にもっとも頻繁に使用されている医療デバイスの一つです．そのため，その用途や患者の状態・状況も多岐にわたっており，事例にあるような緊急時の一時的な投与として用いられる場合も多くあります．そのため，静脈炎を予防しようとしていても発生してしまう場合もあります．

末梢静脈カテーテルの合併症に関するレビューでは、末梢静脈カテーテルにおける合併症の発生率は35～50％に達する[1]とされています．そのなかで静脈炎の発生頻度は16.1～22.7％[1]と報告がされています．これは，カテーテル挿入の失敗を除くと点滴の漏れ（14.2～23.9％）[1]と合わせていちばん頻度の多い合併症として報告がされています．そのため，まずは合併症を起こさないこと，そして重症化の予防を考える必要があります．

[1] Helm RE et al：Accepted but unacceptable：Peripheral Ⅳ catheter failure. J Infus Nurs 38(3)：189-203, 2015
（エビデンスレベルⅡ）

## エビデンス2

### 末梢静脈カテーテルの入れ替えはどのくらいで行えばよい？

2011年にCDC（アメリカ疾病予防管理センター）は『血管内留置カテーテル関連感染予防のためのガイドライン』を改訂しました．改訂されたガイドラインでは，72～96時間以内に予防的に末梢カテーテルの入れ替えを行っても，感染や静脈炎の発生リスクは減少しないため，頻繁なカテーテル交換の必要性はないとしました（少なくとも7日以内）[2]．
予防を目的としたカテーテルの交換は不要ですが，静脈炎の発生率は高く，静脈炎の重症化の予防には，日々の観察による早期発見と早期対応が求められます．前述したpHや浸透圧などリスクのある薬剤が投与されている患者は，とくにこまめな観察が必要であると考えます．

[2] CDCホームページ：「末梢静脈カテーテル」
https://www.cdc.gov/infectioncontrol/pdf/guidelines/bsi-guidelines-H.pdf（2019.8.29参照）
※中等度の推奨

## 事例2のまとめ

● 多くの看護師は，一度は「点滴の入っているところが痛い」と患者にいわれたことがあるかと思います．末梢静脈カテーテルは，容易に挿入ができ患者への負担も少ないなどのメリットがあります．そのため，入れ替えを行えば済むと安易に考えがちになってしまう場合があるかと思います．しかし，静脈炎が重症化すると身体への侵襲も大きくなり，痛みなどの苦痛もともないます．そのために大事なことは，早期発見に努め重症化させないことです．薬剤の投与時だけではなく，こまめな観察を行うことで患者への影響を少なくすることができます．

## おわりに

● 私がICUへ異動して最初に経験したインシデント報告は，抗菌薬の接続不良による過少投与でした．医師へ報告を行い再度投与となり，幸い患者への影響を及ぼしませんでした．当時の私は，インシデントを起こしたことによる影響をあまり考えることはあ

りませんでした．しかし，多くの患者と関わり，多くの薬剤を取り扱うなかで「もしあの時，抗菌薬が適切に投与されなかったことで，感染が悪化し敗血症など重症化してしまったら」「抗菌薬ではなく，違う薬剤だったら」などと考えるようになりました．そのため，今では頻繁な観察や確認を行うようにし，新しい薬剤や多剤投与する場合などは配合変化を確認し，薬剤師へ相談することを心がけています．

- 初めに述べたように，輸液管理の多くは看護師に任されています．そのため，患者への適切な投与や安全な管理を看護として常に考えなければなりません．また，配合変化や静脈炎だけでなく，インシデントの多くは観察や確認の不十分により起こっています．安全な輸液管理には，「こまめな」観察が欠かせません．薬剤を準備した時点から投与し終わるまで，そして輸液ボトルから点滴の刺入部まで観察することで，インシデントを起こすことなく，合併症の予防，早期発見につなげることができます．患者へのより良い看護として，輸液管理を観察することから始め，観察して終えるようにしていきましょう．

薬剤の濃度によっても，血管痛や静脈炎を起こすことがあります．薬剤を何 mL 以上の溶解液に溶かすことが必要なのか，薬剤情報を確認しておくことが必要です．また，薬剤によって投与速度が副作用をまねくことがあります．たとえば，バンコマイシンは投与速度が速すぎると red man（red neck）症候群や血圧低下などの副作用が生じることもあるため 60 分以上で投与します．

### 参考文献

1) 道又元裕 監他執筆："忘れてはいけない点滴管理の基本とコツ"．日本看護協会出版会，pp13-15，2003
2) 渡辺朔太郎："ナースが書いた看護に活かせる輸液ノート"．照林社，pp88-92，2017
3) 京都大学医学部附属病院看護部 編："IVナース認定プログラム　技能認定テキスト"．サイオ出版，pp28-40，2017
4) 川村治子 編："注射・点滴エラー防止―「知らなかった」ではすまない！事故防止の必須ポイント"．医学書院，pp50-8，102-5，2007
5) CDC ホームページ：「末梢静脈カテーテル」
　https://www.cdc.gov/infectioncontrol/pdf/guidelines/bsi-guidelines-H.pdf（2019.8.29 参照）

Ⅳ. 患者観察の必須知識とインシデント事例

# インシデント事例2
~安全のためのダブルチェックについて考えよう~

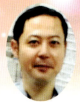

岐阜県総合医療センター 救命救急センター
（集中ケア認定看護師）
原　慎一
はら　しんいち

## エビデンス&臨床知

### エビデンス
☑ 「ダブルチェック」は双方向で（一人が行為を，もう一人が観察を）行う．

### 臨床知
☑ ダブルチェックの過程のなかで，二人で同じことをしていたり，時間がずれてしまうと，意味をなさない．

## はじめに

- 注射・輸液投与という業務は，看護師の業務のなかでも多くのウエイトを占めます．医師が処方し，看護師または薬剤師が調整し，そして看護師が投与，投与中の観察も看護師が行うという，処方から投与までに複数の職種が介在しますが，そのなかでも看護師の役割は大きいです．
- また，生命の危機的状況にある患者を対象としているクリティカル領域では，患者の生命を維持するために多くの薬剤を使用するため，まちがいが起きやすいものです．
- 図1 のとおり，ICU で起こるインシデント・アクシデントの種類は，一般病棟とあまり変わらず，薬剤，輸血，検査，医療機器，ドレーン・チューブ類に関するもの，処置に関するものはよく遭遇します．日本集中治療医学会が行った調査では，ICUにおけるインシデントは，薬剤投与に係わるものがもっとも多かったとの報告もあります[1]．
- 「1件の事故の背後には29件の軽微な事故があり，その背後には300件の似たような現象が存在する」との，事故の背景に着目する重要性を，ハインリッヒの法則では説いています．輸液・薬剤投与で起こりうるインシデント・アクシデント事例の背景について，今回は掘り下げてみたいと思います．

[1] 日本集中治療医学会危機管理委員会，日本集中治療医学会看護部会：「日本集中治療医学会専門医研修施設のリスクマネージメント委員会の活動状況とICUの関与」ならびに「事故抜管などのICUにおけるインシデントの現状と予防対策」に関するアンケート調査．日集中医誌 12：227-41, 2005

### 著者プロフィール（原　慎一）
2001年 看護師免許取得，2005年 岐阜県立岐阜病院（現 岐阜県総合医療センター）入職
2013年 集中ケア認定看護師取得　現在に至る
モットー「千里の道も一歩から」院内の活動から地道に取り組んでいます．

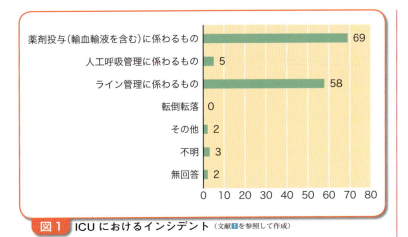

図1 ICUにおけるインシデント（文献1を参照して作成）

## 事例

I型糖尿病で，糖尿病性腎症により慢性腎不全となり，維持透析中の30代の患者A氏．身長160 cm，体重78 kg．大動脈弁狭窄症・僧帽弁狭窄症にて両弁置換術を予定．

【術前の状態】
- 血圧 150〜160/70〜80 mmHg で経過
- 胸部X線：肺うっ血（−），心胸郭比（CTR）51%
- 心電図：HR 70 bpm，洞調律
- 心エコー
  ・左室壁運動：Normal 正常範囲である．
  ・僧帽弁：弁輪部石灰化をみとめるが，弁尖の可動性は保持．
  ・大動脈弁：弁輪部石灰化あり．開放制限あり．大動脈弁狭窄（aortic stenosis：AS）は明らか．
  ・LVおよびLAの拡大はあり．

表1 術前の検査結果

| | | | | | |
|---|---|---|---|---|---|
| RBC | 331万個/μL | T-Bil | 0.24 mg/dL | BUN | 77 mg/dL |
| Hb | 9.6 g/dL | LDH | 161 U/L | Cre | 11.84 mg/dL |
| Hct | 29.8% | TP | 7.1 g/dL | Na | 140 mEq/L |
| PLT | 26.5/μL | AST | 7 IU/L | K | 5.5 mEq/L |
| WBC | 5,700/μL | ALT | 5 IU/L | Cl | 98 mEq/L |
| PT | 85.4% | CRP | 0.29 mg/dL | HbA1c | 5.8% |
| APTT | 30.1秒 | UA | 8.3 mg/dL | 血糖 | 167 mg/dL |

【術中の状態】
- 術式：大動脈弁・僧帽弁置換術
- 手術時間：6時間57分
- 麻酔時間：9時間18分
- 体外循環時間：267分

- ●大動脈遮断時間：213分
- ●出血量：280 mL
- ●術中 RCC 10 単位，FFP 4 単位：使用
- ●術中総バランス：＋1,300 mL
- ●挿入しているライン類
  - ・右内頸より CV（トリプル）挿入
  - ・右内頸より S-G カテーテル挿入
  - ・右肘部より A ライン挿入
  - ・上腕に末梢ライン挿入
  - ・体外式ペースメーカ挿入（帰室時は OFF）

【帰室後】
- ●大動脈弁・僧帽弁置換術後，ICU に挿管・未覚醒の状態で入室．
- ●循環作動薬投与流量など
  - ・重炭酸リンゲル輸液にカルバゾクロム＋トラネキサム酸混注し 40 mL/時（中心静脈ラインより）
  - ・イノバン® 4 mL/時，ドブポン® 4 mL/時（中心静脈ライン）
  - ・リドカイン塩酸塩 3 mL/時（中心静脈ライン）
  - ・プロポフォール 5 mL/時（末梢ルート）
  - ・人工呼吸器設定：SIMV（従量）$F_IO_2$＝0.6，PEEP＝5，PS＝10，TV＝550，RR＝12
  - ・呼吸数 12〜14 回/分，$SPO_2$＝99〜100％
  - ・VT＝550 mL，MV＝7.2 L/分
  - ・咳嗽力：良好
- ●帰室後のパラメータ推移
  - ・ABP：120〜130/60〜70 mmHg
  - ・NBP：110〜120/60〜70 mmHg
  - ・CVP：13〜16 mmHg
  - ・PA：39/23
  - ・CI：2.3〜2.7
  - ・CO：4.0〜6.1
  - ・BT：36.0〜37.0℃
  - ・バランス：＋484 mL（血液透析にて除水 1,800 mL）

表2　検査データの推移

| | 入室直後 | 入室6時間 | 入室1日め |
|---|---|---|---|
| T-Bil（mg/dL） | 0.53 | 0.49 | 0.43 |
| TP（g/dL） | 5.1 | 5.8 | 5.7 |
| Alb（g/dL） | 3.1 | 3.6 | 3.4 |
| AST（IU/L） | 71 | 116 | 51 |
| ALT（IU/L） | 8 | 8 | 1 |
| LDH（U/L） | 375 | 670 | 676 |
| BUN（mg/dL） | 31 | 44 | 51 |
| Cre（mg/dL） | 6.33 | 8.05 | 8.80 |

| 表3 | 血液ガスデータの推移 | | |
|---|---|---|---|
| | 入室直後 | 入室6時間 | 入室1日め |
| pH | 7.366 | 7.346 | 7.419 |
| PO₂ (mmHg) | 155.3 | 93.9 | 76.2 |
| HCO₃ (mmol/L) | 21.6 | 19.3 | 22.5 |
| BE (mmol/L) | −3.4 | −5.7 | −116 |
| Na (mEq/L) | 132 | 133 | 135 |
| K (mEq/L) | 6.0 | 7.1 | 5.6 |
| Cl (mEq/L) | 103 | 104 | 102 |
| Ca (mg/dL) | 1.19 | 1.24 | 1.25 |
| 血糖 (mg/dL) | 253 | 167 | 147 |
| Hb (g/dL) | 11.6 | 12.0 | 11.0 |
| Hct (%) | 35.0 | 36.6 | 33.8 |
| Lac (mmol/L) | 2.9 | 1.1 | 1.1 |
| 体重 (kg) | | 79.2→78.2 (透析後) | 79.1→75.7 (透析後) |

　術翌日（入日1日め）に予定外で血液透析を実施．血液透析中のABPは収縮期90 mmHg台と低めではあるが，体外循環・物質除去・除水にともなう影響であるものと予測できる範囲ではあった．血液浄化による除水後の循環変動に注意しながら観察を行っていた．

　鎮静薬については，プロポフォールを終了し，デクスメデトミジン（末梢ルートより4 mL/時）へ変更．担当看護師は，ドブポン®とデクスメデトミジンの残量が少なくなってきたのを見越して，交換用の薬剤をそれぞれ準備していた．この薬剤の確認においては，他看護師の立ち合いのもと，ダブルチェックを行っていた．

　この担当看護師は，他患者B氏のICU退室・転棟準備も控えており，まだA氏のドブポン®の交換には，時間的に猶予があったので，まずB氏の転棟準備に取りかかった．

　担当看護師はB氏の準備を一通り終えてから，A氏の薬剤交換を実施とした．

　ところが，その後急激にCI値の低下をみとめ，血行動態の悪化をきたした．ベッドサイドで他看護師が確認に伺うと，中心静脈ルートから，デクスメデトミジンが4 mL/時で投与されていた（この間，一時的にドブポン®は流れていなかった）．

## この事例の振り返り

●まず，薬剤に対する理解についておさらいします．ドブポン®（ドブタミン塩酸塩）は，強心薬のカテコラミンの一つです．比較的

低用量（5 µg/kg/分）以下であれば，心拍数や血圧をあまり増加させずに強心作用が得られます．また，半減期が短く，重症例ではシリンジ交換時の一時的な投与量の減少でも血行動態が悪化することがあり，短時間でもすばやく交換することを心がけるべきである薬剤です．本事例では，それまで血行動態が安定していたところに急激な下降をみたことは，実施ラインの選択を誤ったことの影響を受けていたとやはり考えられます．

●交換にあたるであろうタイミングを予測立てて，薬剤を準備しておくところまでは問題なく，その過程においてはダブルチェックも行っていました．ただし，同時にまったく別の薬剤を準備し，同じようなタイミングでのシリンジ交換を見越していたのは，まちがいを誘発しかねず，タイミングをずらす必要があったかもしれません．

●こうした事例が起こってしまったのに，そもそもこのダブルチェックは本当に機能していたといえるのでしょうか？

●安立ら[2]の調査では，次のような比較がされました．

●注射・輸液の準備段階で，「氏名，薬品名，投与量，希釈方法，投与時間，方法，経路，流量」を他者と同時に確認するダブルチェックを導入し，導入前と導入後の9ヵ月間での，注射・輸液に関するインシデントの件数と内容を比較したものです．

●導入前と導入後でどう変わったか，結論から申しますと，あまり変わりなかったとのことでした．導入前が74件，導入後が79件との結果です．

●一方で，この調査のなかでの課題として，次のようなことにも触れていました．ダブルチェックの導入期における注射作業標準の読み合わせによる学習会や，導入後に遵守状況の定期的なチェックなど，浸透活動が十分できなかったとのことです．

●つまりチェックの有無のみならず，その内容・質の部分について，どう行っていたかが大切なのだともいえると思います．

●もっとも，完璧な人間などいません．当然人間ですから，誤判断や誤操作が生じます．ベテランでも，高度な教育を受けた人でも「誤」から放免されません．産業の現場，医療の現場，教育の現場でもすべて「人は誰でもまちがえる」と想定しなければなりません．

●また，安全工学において「人は誰でもまちがえる」は重要です．工学的に（技術的にといってもよい）フール・プルーフの概念があります．とても大事な概念です．Foolを未熟練者（十分に訓練を受けていない人）や愚人，あるいは低位と見下している人と取りまちがえると，自分はフールでないからそのようなまちがいは起こさないと勘違いをします．

●プルーフは，耐性がある，あるいは備えがあることです．フール・プルーフとは，ミスやエラーに対して備えができていることをいいます．実現の手段はいろいろあります．アメリカのガソリンスタンドではセルフサービスが一般的です．レギュラーガソリンと

[2] 安立なぎさ 他：ICU における注射・輸液に関するインシデント報告の分析〜ダブルチェックの導入前後を比較検討して〜．日集中医誌 18：279-80, 2011

ハイオク，軽油をまちがって給油できないように車の燃料タンクと給油ポンプ側のノズルが燃料の種類によって違うことはよく知られているフール・プルーフの一例といえます．
- ただダブルチェックを行うのではなく，どのように行うか，一人では気づかないまちがいを見いだせるものにしなくてはいけません．

## 気合いを入れてダブルチェックすればよい？

- では，どのようにダブルチェックを行っていけばよいのでしょうか？
- 責任の分散とならぬよう，気合いを入れていけばよいのでしょうか？ それだけで回避できるようなものでは到底ありません．
- そこで多田ら[3]は，ICU において看護師が行う静脈注射業務に関するプロセスについて，次のように明らかにしています 図2．

[3] 多田加津子 他：ICU における指示伝達・実施過程の可視化と看護師の注射関連インシデントの解析. 医療情報学 33（4）：191-9, 2013

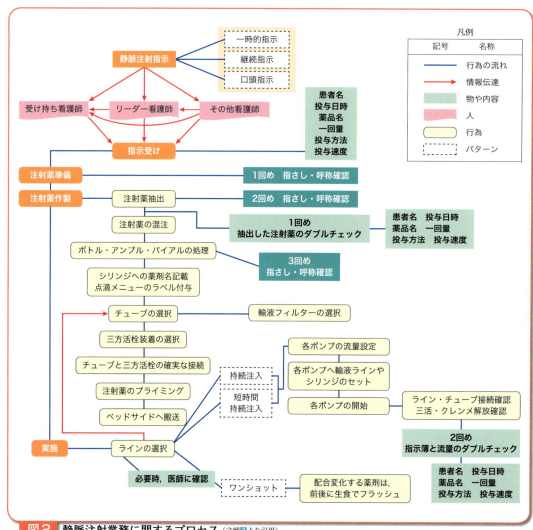

図2 静脈注射業務に関するプロセス（文献3より引用）

### 表4　6Rの確認[1]

| (1) Right Purpose （正しい目的） | (4) Right Route （正しい経路） |
|---|---|
| (2) Right Dose （正しい用量） | (5) Right Patient （正しい患者） |
| (3) Right Drug （正しい薬剤） | (6) Right Time （正しい時間） |

[1] 6Rとは，与薬時における6つのright（正しい）のことをいう．

- 静脈注射業務は，医師の指示を起点とする指示だしからはじまり，看護師による指示受け，注射薬準備，注射薬作成，実施という大項目で成立しています．この工程では，「注射の混注前」，「注射実施後」の2つの場面でダブルチェックを行っています．また，「注射薬の準備」，「注射薬を作成する前と後」の3場面での指差し確認を行っています．
- この薬剤投与の過程をフロー図で可視化すると，先ほどの事例を振り返るときに役立ちます．
- 血管作動薬の実施ライン選択の誤りは，このフロー図を参考にすると，実施の項（ライン選択）での工程での問題が出てきます．この場面でのダブルチェックが行えたならば，まちがいに気づくことができ，間違ったルートからの薬剤投与に至らなかったと思います．
- 私の施設でも，このフロー図を基に，業務工程からどの場面で問題があったのか，インシデントについては振り返りを行うようにしています．
- そして，必ず実施後の記録・サインの確認をすること，投与後のモニタリング（副作用の有無，終わっているはずの薬剤が続けて投与されていないか，投与中の薬剤の状況など）を行う必要があります．

### 最後にもう一度，ダブルチェックの意味あいとは？

- ダブルチェックをするときに，お互いが知っておかねばならないことは，必ず二人で一緒に，一人が行為を（読み上げ，薬剤の準備），もう一人が観察（聞く，見る）を徹底することが必要なことです．
- 二人で同じことをしたり，あるいは時間がずれてしまう（同時に立ち会わない）ことでは，意味がなくなってしまうことを知っておくことです．
- かつて，心理学の研究で，少人数での綱引きと，大人数での綱引きでの，一人当たりのけん引力がどう違ってくるのか示したものがありました．結果は，人数が増えたときのほうが，一人当たりのけん引力は低下していました（いわゆる社会的手抜きというものです）．自分以外に同じ作業をする人がいると，100％の力を発揮しなくなるようです．
- 同様に，ダブルチェックは，必要な要素には違いありませんが，完全なものではないし，やり方によっては意味をなさなくなることは，考えておかねばなりません．

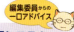

◆薬剤認証システム

厚生労働省は医薬品の取り違え事故防止を目的として注射薬の調剤包装（アンプルなど）へのバーコード表示を義務化しています．病院では電子カルテシステム，電子オーダリングシステムの導入が進んでおり，この注射薬バーコードを利用したチェックシステム（薬剤認証システム）を取り入れている施設が増えています．
薬剤認証システムを利用するときは看護師1人で薬剤投与する場合が多くあると思いますが，良くも悪くもインシデント件数は変わっていないようです．薬剤認証システムでも人とのダブルチェックでも，薬剤投与は私たちが実施するのですから過信せず，最後まで責任もって確認することを怠らないようにすることが大事ですね．

# 索引

## あ

アシデミア　347
アニオンギャップ　349
アルカレミア　347
アルブミン製剤　328, 342

## い

医原性疾患　432, 438
維持液類　385
維持輸液量　386
一回拍出量変化率　409
インシデントの予防と早期発見　439

## う

右心不全　398, 401

## え

塩基　346

## か

化学的静脈炎　443
カテーテル関連血流感染　432
緩衝剤　338
緩衝作用　347
間接熱量測定法　371
肝代謝　327
肝代謝型　419

## き

機械的静脈炎　443
希釈性アシドーシス　326
揮発性酸　347
急性冠症候群　400
急性出血　389
急性心原性肺水腫　399
急性心不全　398
急性心不全の原因　398
強イオン較差　337
菌交代現象　426

## く

グラム陽性球菌　425
グリコカリックス　330, 343
クリニカルシナリオ分類　399
クレアチニン　365

## け

血管外漏出　432
血管内脱水　386
血小板製剤　395
血漿分画製剤　328
血清乳酸値　393, 394

## こ

ケトアシドーシス　350

高 Na 血症　385
抗菌薬　418
抗菌薬の適正使用　426
高クロール性代謝性アシドーシス　326
高血糖　386
膠質液　332, 342, 391, 392
膠質浸透圧　334
抗生物質　418
高張液　336
高張性脱水　383

## さ

サードスペース　328, 357
細菌性静脈炎　443
細菌培養検査　424
細胞外液　354, 356, 382, 408
細胞外液補充液　338
細胞内液　382
細胞内寄生菌　421
細胞壁　420
細胞膜　333
酢酸リンゲル液　326, 339
左心不全　398
サルコペニア　371
酸　346
酸塩基平衡　346

## し

重炭酸リンゲル液　326, 339
出血性ショック　389, 390
出血性ショックの重症度分類　390
術前患者　354
受動的下肢挙上　409
循環血液量減少性ショック　390
循環不全　403
晶質液　325, 332, 391, 392
晶質浸透圧　335
静脈栄養　368
静脈炎　432, 434
静脈注射業務に関するプロセス　452
シリンジポンプ　376
心機能障害　397
心胸郭比　403
心原性ショック　400
人工膠質液　342
新鮮凍結血漿　395
浸透圧　334, 434
浸透圧比　437
腎排泄型　419
心不全　397
心不全の輸液管理　397

## す

水分欠乏型脱水　383
水分出納バランス　402
スマートインフュージョンシステム　376
スマートポンプ　376

## せ

制限的輸液戦略　329
静水圧　334
静的指標　358
セーフテック® 輸液ポンプ　378
全身的な体液貯留　399

## そ

組織灌流　367

## た

体液貯留　400
体液量　382
体重測定　402
代償反応　351
代用血漿製剤　328
大量輸血プロトコール　395
ダブルチェック　450, 451

## ち

張度　336
腸内細菌科細菌　425

## て

低灌流　403
低体温　394
低張液　336
低張電解質輸液　327, 337
低ナトリウム血症　364
低拍出による低灌流　399, 400
滴定酸度　440
テルフュージョン® シリンジポンプ　377
電解質輸液　325, 339
点滴製剤由来　440

## と

糖入り細胞外液補充液　339
等張液　336, 337
等張性脱水　383
等張電解質輸液　326
動脈血液ガス分析　348

## に

乳酸　350
乳酸アシドーシス　327
乳酸クリアランス　410
乳酸値　366, 403, 410
乳酸リンゲル液　326, 338
尿中ナトリウム濃度　366
尿素窒素　365
尿量　387

## は

肺うっ血　400
配合変化　440
ハインリッヒの法則　447
ハルトマン液　326
半透膜　334

## ひ

ヒドロキシエチルスターチ
　328

## ふ

フール・プルーフ　451
不揮発性酸　347
分布容積　421

## ほ

補正 $HCO_3$　351

## ま

末梢血管再灌流時間　410
慢性心不全　398

## み

脈圧変動　409

## も

毛細血管膜　333
目標指向型輸液管理　355
目標指向型輸液療法　329

## ゆ

有害事象　426
有効血漿浸透圧　336
輸液製剤　332
輸液の最適化　329
輸液載せ替えシステム　412
輸液反応性　393，408
輸液ポンプ　376

## ら

ラクテート　403
ラテン名　424

## り

リフィリング期　387
両心不全　398
リンゲル液　325，338

## B

BUN/Cr 比　366

## C

capillary reffilling time　410
CRT　410
CS 1　399
CS 2　400
CS 3　400
CS 4　400
CS 5　401
CS 分類　399
CTR　403

## D

definitive therapy　427

## E

EGDT　406
empiric therapy　426

## F

FFP　395
Forrester 分類　401
fresh frozen plasma　395

## G

GDFM　355
goal-directed fluid management
　355

## H

HES　328
hour-1 bundle　367
hypovolemia　357

## I

ICU で起こるインシデント・ア
　クシデントの種類　447
ICU におけるインシデント
　447，448

## L

Lac　403
lactate　366

## M

massive transfusion protocol

395
M-SHIFT トロリー　412
MTP　395

## N

Na 欠乏型脱水　383
NICE ガイドライン　359
Nohria-Stevenson 分類　402

## P

parenteral nutrition　368
passive leg raising　409
PC　395
PEK　425
pH　347，434，437
pH の変動　440
platelet concentrate　395
PLR　409
PN　368
PPV　409
pulse pressure variation　409

## Q

qSOFA　404

## S

SID　337
SOFA スコア　405
SPACE　425
SSC バンドル　407
Starling の法則　334，335
stroke volume variation　409
SVV　409

## W

Weir の式　371

## 記号・数字

$\beta$-ラクタム系薬　420，428
0.9％生理食塩水　337
1 号液　340
1 時間バンドル　367
2 号液　340
3 号液　341
4-2-1 ルール　359
4 号液　341
5W1H　424
5％ブドウ糖液　339

| 編集長 | 編集委員 |
|---|---|
| 道又元裕（国際医療福祉大学成田病院準備事務局） | 勝　博史（東京都立多摩総合医療センター）<br>清水孝宏（那覇市立病院）<br>露木菜緒（国際医療福祉大学成田病院準備事務局） |

### 次号予告

**2巻4号（2020年2月発行予定）**

**特集：対象別栄養管理～やって良いこと・悪いこと～（仮）**

企画編集：清水孝宏

- 疾患と栄養管理 概論
- 呼吸不全
- 腎不全
- 肝不全
- 脳卒中
- 敗血症
- 耐糖能異常
- 周術期術後
- 急性膵炎（重症膵炎）における栄養管理について
- リハビリテーションと栄養（サルコペニア・フレイル）
- 摂食嚥下機能障害と栄養
- リフィーディング症候群
- がん領域の栄養管理
- 小児の栄養管理
- 在宅患者への栄養管理
- 最新文献レビュー：
  ①重症患者の栄養管理をめぐる最新の知見
  ②栄養状態を知るためのパラメータは何を優先すべきか？　その限界は？
- 付録：経管栄養剤の特徴

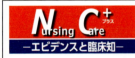

Vol.2 No.3 2019

特集 **輸液管理**
―輸液の「キホン」と「新しい管理の考え方」―

編：露木菜緒

2019年12月15日発行©
1部定価（本体3,400円＋税）

発行者　渡辺嘉之

発行所　株式会社 総合医学社
〒101-0061
東京都千代田区神田三崎町1-1-4
TEL　03-3219-2920
FAX　03-3219-0410
E-mail　sogo@sogo-igaku.co.jp
URL　http://www.sogo-igaku.co.jp
振替　00130-0-409319

印　刷　シナノ印刷株式会社

広告取扱　株式会社メディカ・アド　〒105-0013 東京都港区浜松町1-12-9 第1長谷川ビル2階　Tel.03-5776-1853

- 本誌に掲載する著作物の複製権・翻訳権・上映権・譲渡権・公衆送信権（送信可能化権を含む）は株式会社総合医学社が保有します．
- 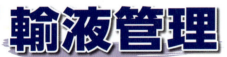〈（社）出版者著作権管理機構 委託出版物〉
  本誌の無断複製は著作権法上での例外を除き禁じられています．複製される場合は，そのつど事前に，出版者著作権管理機構（電話 03-5244-5088，FAX 03-5244-5089，e-mail: info@jcopy.or.jp）の許諾を得てください．